Le cerveau gastronome

Questions alimentaires et gastronomiques

Collection dirigée par Kilien Stengel,
ancien professionnel des secteurs alimentation et gastronomie,
enseignant et chercheur de l'université de Tours
spécialisé sur le fait culinaire et œnologique

Cette collection d'ouvrages culturels, économiques, historiques, sociologiques, anthropologiques, ou techniques, contribue aux progrès de la recherche et de la réflexion sur les cultures alimentaires et gastronomiques. Ouverte sur le monde, elle permet de mieux comprendre les rapports entre l'homme et son alimentation. Ici, il n'est pas seulement question de cuisine, on se positionne à la frontière de ce qui rapproche ou sépare l'alimentation de la gastronomie, les représentations du bon et du bien-manger, le patrimoine et l'authenticité, le terroir et les identités alimentaires. Autant d'imaginaires qui hantent nos assiettes, comme nos verres.

Dernières parutions

Ségolène MONTCEL, *Ces chef·fe·s cuisiniers qui deviennent des marques. La recette du succès,* 2022.
Youyou WU, *Baguettes et fourchette : scènes de table comparées dans les romans chinois et français, Chez Cao Xueqin et chez Honoré de Balzac (1784-1847)*, 2022.
Etienne CHAUVIN, *L'enseignement hôtelier : égalité filles-garçons ?*, 2022.
Louise LACLAUTRE, *Spiritualité alimentaire. Les marques de jus detox ou le mythe d'une élévation de soi*, 2022.
Sous la direction de Jean-Michel MONNIER, Jean-René MORICE, René SIRET et Jean-Claude TADDEI, *Les cultures du vin*, 2022.
Virginie MASDOUA, *À manger et à croire…*, 2021.
Aline BOUCHEZ, *Le repas dans la publicité. Une mutation sociale et marketing*, 2021.

Roger GIL

avec la collaboration de
Robert FRANCHINEAU

LE CERVEAU GASTRONOME

Récit d'une rencontre entre un neurologue et un chef étoilé

L'Harmattan

5-7, rue de l'École-Polytechnique ; 75005 Paris
http://www.editions-harmattan.fr
ISBN : 978-2-14-030627-3
EAN : 9782140306273

À Martine Jammet et

À Sophie Robuchon,

Pour l'attention chaleureuse que vous avez accordée à ce travail et aux souvenirs qu'il souhaite perpétuer

Buvons, ho, laissons toute mélancolie ; apporte du meilleur, rince les verres, boute la nappe, chasse ces chiens, souffle le feu, allume cette chandelle, ferme cette porte, taille ces soupes, envoie ces pauvres, donne-leur ce qu'ils demandent, ôte-moi ma robe que je me mette en pourpoint pour mieux festoyer. Rabelais (Pantagruel)

Le plaisir de la table est de tous les âges, de toutes les conditions, de tous les pays, de tous les jours ; il peut s'associer à tous les autres plaisirs et reste le dernier pour nous consoler de leur perte.

Les connaissances gastronomiques sont nécessaires à tous les hommes puisqu'elles tendent à augmenter la somme des plaisirs qui leur est destinée (Brillat-Savarin).

Préface

Aujourd'hui, tout le monde veut savoir ce qu'il mange, la qualité de ce qu'il mange et l'origine de ce qu'il mange.
Tout le monde veut savoir le pourquoi des saveurs. Ce que sont le goût et la définition de l'odorat.
Comment la langue et le nez, les papilles gustatives et les cellules olfactives communiquent avec le cerveau à qui il revient de « goûter », de « sentir » dans un rassemblement perceptif auquel s'ajoutent la texture, l'esthétique visuelle

du plat, l'émotion qui accompagne cette rencontre, la sollicitation de la mémoire et *in fine* de la parole pour tenter de dire et de partager ce qui est souvent au-delà des mots, mais qui invite au partage, à cette forme d'empathie qu'est la convivialité. Et c'est ainsi que manger et boire, en « goûtant », donnent à l'être humain le sentiment raffiné d'exister comme « être » et comme « être-au-monde ». Si ce n'est pas notre cerveau qui « goûte », l'Homme goûte grâce à son cerveau. Quelle est l'architecture cérébrale qui sous-tend ce flux d'émotions primitives (l'instinct de survie) pour le transformer en une symphonie d'émotions secondaires qui ont fait depuis la nuit des temps cheminer l'homme vers son humanisation ?

Qu'est- ce que la neurogastronomie ?
La France est unique au monde en matière de gastronomie.
Classée au patrimoine mondial, tout le monde souhaite savoir comment on en est arrivé là …
À cause de Rabelais, de Vatel, des Gaulois ? Le cerveau des grands chefs, compte-t-il une « case en plus » ? Est-il différent dès la naissance ? Les grands chefs de cuisine, comme les grands musiciens, nous font rêver : dans les deux cas, ils doivent faire acte « créateur », imaginer, choisir, composer, écrire et respecter « la partition ».
Le vocabulaire est commun, ou parle de touches, de notes, d'accords, de compositions, de « nuances », d'attaque, de finale…
L'un et les autres ne reproduiront jamais exactement le même plat, à cause des produits, des instruments utilisés ou à cause des dégustateurs qui auront une perception différente selon l'instant et l'endroit.
En fonction des chefs, les fondamentaux des uns sont-ils les fondamentaux des autres, qu'il s'agisse de l'âge, de

leur formation, de leurs rencontres, de leur origine géographique ?
Le quotient intellectuel n'entre pas en ligne de compte : de grands hommes peuvent être de piètres dégustateurs et mélomanes.
Y a-t-il les surdoués du sens olfactif et des handicapés, et si oui, comment se soigner ?

Qu'aimerons-nous dans un siècle ? Qu'elle est l'incidence de la mondialisation sur la cuisine française ? La gastronomie française influencera-t-elle les cuisines du monde? J'aimerai savoir pourquoi le rhum est meilleur à la Martinique, pourquoi les produits du terroir sont meilleurs, là où ils sont produits.
Le melon du Haut Poitou a-t-il le même parfum à Brest qu'à Lons-le-Saulnier ?
Je voudrais savoir pourquoi le fromage de chèvre change de goût quand il change de forme, savoir pourquoi l'un de mes petits fils aime les huîtres, l'autre pas, pourquoi les bébés n'aiment pas ce qu'ils n'ont jamais mangé.
Peut-on reproduire le pain de l'Égypte antique et connaître le goût du sanglier d'Obélix ?
J'aimais beaucoup la cuisine de ma mère, elle préférait aussi celle de la sienne, car « c'était mieux avant » ! Notre gastronomie est-elle en danger ?
D'ailleurs, je fais le civet de ma mère, enfin je reproduis sa recette, c'est la meilleure du monde. Sans partition, comme la musique du village à la Saint-Jean et tout le monde danse…

Je propose une rencontre entre un grand chef, Joël Robuchon et un neurologue Roger Gil.
Curieusement, le premier a la réputation d'être un cérébral, le second est émotif et s'exprime avec le cœur …

J'aimerais entendre Joël Robuchon évoquer ses débuts … nous faire part de ses réussites, de ses échecs, qu'il nous parle de ses « recettes » dans la vie, ses influences, les rencontres qui l'ont marqué. Il a inventé des recettes, peut-il communiquer la recette de la réussite ?
Il pense à quoi, à qui, quand il cuisine …
Ecouter Roger Gil
J'aimerais que le Professeur Gil, professeur émérite et « académicien » défenseur du melon du Haut-Poitou, nous dise comment se transmettent le goût et les odeurs jusqu'au cerveau.
Quels sont les chemins empruntés? Quels sont les rôles des émotions, du langage, de la cognition, des représentations imaginaires, de la mémoire du passé et de la mémoire du futur? Quels sont les rôles de la culture, de la religion, et de l'évolution des goûts tout au long de la vie ? Car c'est bien, et dans tous les domaines, ce paradoxe qu'offre la vie de demeurer la même en changeant tout le temps : car l'identité n'est pas l'identique. Mais aussi, à l'instar de la musique, que se passe-t-il dans le cerveau du « chef » quand il déploie son acte créateur ? Il y a certes sa formation, son apprentissage, ses compétences ? Mais au-delà, quels sont en termes musicaux, la part du baroque attaché à l'esthétique décorative et la part du romantisme attaché au partage émotionnel que le chef offre à celui qui goûte sa cuisine ?
J'attends beaucoup de la double vision et de la rencontre du neurologue et du cuisinier.

Robert Franchineau

Prolégomènes

L'idée était venue de Robert Franchineau, président de l'Académie des maîtres du melon du Haut-Poitou, épris de culture gastronomique. L'Académie me fit l'honneur de m'introniser et chaque académicien devait dire quelques mots après avoir reçu autour du cou une imposante médaille. J'eus l'audace d'évoquer à grandes enjambées les multiples facettes du scintillement sensoriel, cognitif et émotionnel déclenché par la vue puis par le contact bucco-lingual d'une tranche de l'un de ces melons, qui, préparés de mille manières, attendaient sur les tables. Et c'est alors que Robert Franchineau eut l'idée d'échafauder une rencontre publique avec Joël Robuchon, chef le plus étoilé du monde. L'idée aurait pu paraître saugrenue à qui ignorait les liens profonds qui unissaient Joël Robuchon à son Poitou natal. Il fut même séduit par l'idée de rencontrer un neurologue pour parler du cerveau gastronome. Et cette rencontre eut lieu le 3 novembre 2016. Le récit qui suit puise dans trois sources. Il s'agit d'abord du contenu de notre dialogue public. Il s'agit aussi de notre long entretien de cet après-midi du 3 novembre. La journaliste qui devait guider notre dialogue s'était trompée de date et n'avait plus le temps de faire le voyage de Paris à Poitiers. Nous n'avions que quelques heures devant nous pour nous « ajuster » l'un à l'autre. Certes Joël Robuchon fut agacé de ce contretemps et il envisagea même pendant quelques secondes de partir. Mais il réalisa vite qu'un millier de personnes l'attendaient. Il se rassit et nous commençâmes alors à parler à bâtons rompus. Une dizaine de minutes plus tard, il me dit combien il était heureux de notre entretien et de la soirée qui s'annonçait. La glace était totalement rompue. Et reste la troisième source de ce récit. Joël Robuchon m'apparut vite soucieux de trouver l'idée juste, le mot juste, la phrase juste. Nous avons rapidement convenu qu'en l'absence de notre journaliste il valait mieux ne pas faire appel à une troisième personne qui de toute façon ne s'était pas préparée à cette tâche. La rencontre deviendrait un dialogue et il me demanda si j'acceptais de jouer et mon rôle et celui de notre journaliste. Je ne pouvais qu'acquiescer. Puis il me dit qu'il avait mis ses idées par écrit, qu'il voulait être précis pour évoquer son métier, mais aussi ses souvenirs et qu'il souhaitait que les thèmes que nous aborderions restent ceux qui avaient été prévus. Et c'est alors qu'il me tendit un document qu'il avait écrit et où figurait ce qu'il avait envie de dire. Joël Robuchon, que je découvrais en tête-à-tête n'était pas qu'un grand chef, il était un homme épris de sincérité et d'authenticité.

Il quitta ce monde moins de deux ans plus tard et ses obsèques eurent lieu le vendredi 17 août 2018 à la Cathédrale Saint-Pierre et Saint-Paul de Poitiers. Nous ne nous étions pas revus, mais nous avions quitté la soirée de novembre 2016 de manière chaleureuse. Joël Robuchon s'était raconté sur la terre qui l'avait vu naître. Ses paroles furent comme d'incessants intermèdes à mes propres propos, un entrelacs neurogastronomique. Sa disparition transforma ces souvenirs heureux : ils déplacèrent leur tessiture émotionnelle vers la nostalgie. Et peu à peu, comme un hommage doux et attristé surgit l'idée de ce récit devenu tout à la fois la reconstruction d'une rencontre et un essai de neurogastronomie. Au-delà de toutes celles et de tous ceux qui s'intéressent à la gastronomie ou souhaitent découvrir la neurogastronomie, ce texte pourra aussi intéresser les jeunes qui se destinent aux métiers de la cuisine : on sait avec quelle détermination Joël Robuchon s'était investi dans le projet d'école hôtelière à Montmorillon dans le département de la Vienne. Un projet aussi immense ne pouvait que connaître des obstacles. Il s'attacha à les franchir, mais hélas le destin ne lui permit pas d'aller au bout du chemin qu'il s'était tracé…

Chapitre 1. De la gastronomie à la neurogastronomie : l'importance de l'olfaction

De la gastronomie à la neurogastronomie

Bonjour Monsieur Robuchon. Nous sommes poitevins tous les deux. Vous êtes poitevin de naissance, je suis poitevin d'adoption. On dit que Poitiers n'attire pas, mais Poitiers retient. Vous, vous avez accepté aujourd'hui de revenir entre deux voyages dans cette ville qui a vous a vu naître. Vous avez accepté de rencontrer un médecin, un neurologue…

Joël Robuchon (JR). Je suis impressionné par le nombre de personnes… et impressionné aussi d'échanger avec vous, moi qui n'ai que deux bacs, un pour la vaisselle sale et un pour la vaisselle propre.

En tout cas, avec les Poitevins ici présents, nous sommes heureux de vous rencontrer. Vous avez pris votre envol à partir du Relais, aux portes de Poitiers et vous êtes devenus le chef le plus étoilé du monde. Nous allons parler à deux voix, de gastronomie et de neurogastronomie. Que vous évoque spontanément le mot de gastronomie ?

JR. Dans l'art de se bien nourrir qu'on nomme la gastronomie, intervient une des facultés de l'homme : le goût, le sens grâce auquel l'homme perçoit les saveurs propres aux aliments. Les mécanismes de perception du goût m'intéressent énormément.

Et il s'agit donc de passer de la gastronomie à la neurogastronomie, d'intégrer l'une à l'autre. On peut d'abord rappeler que ce n'est pas avec nos oreilles que nous entendons, ce n'est pas avec nos yeux que nous voyons, ce n'est pas avec notre nez que nous sentons, c'est bien avec et grâce au cerveau que nous entendons, que nous voyons, que nous sentons. Les organes des sens ne sont que des organes de détection des modifications du monde extérieur dès lors que par la vue, l'ouïe, le toucher, le goût, l'odorat, ces modifications interagissent avec notre propre corps pour devenir des sensations, en somme des messages qui cheminent et convergent vers le cerveau grâce aux fibres nerveuses ; elles vont devenir des perceptions dès que le cerveau les reconnaîtra et y répondra par des actions adaptées parmi lesquelles on peut citer par exemple l'attrait ou la répulsion. Et le cerveau permet aussi à l'être humain de nommer, de parler, donc de partager ses perceptions, car l'être humain est « par nature, sociable[1] ». Le terme de neurogastronomie a été créé en 2006 par un spécialiste de l'olfaction[2] à l'Université de Yale dans le Connecticut, aux États-Unis, pour désigner l'étude des processus cérébraux complexes qui permettent de faire l'expérience du goût, cette intégration de saveurs, de parfums, de texture que l'on nomme les flaveurs. Mais la neurogastronomie s'intéresse aussi à la manière dont les réseaux de neurones qui permettent la perception des flaveurs s'articulent avec les fonctions cognitives (en particulier le langage, la mémoire), mais aussi avec la vie émotionnelle et

---

[1] Aristote, *Éthique de Nicomaque*, trad. par Jean Voilquin, Classiques Garnier (Paris: Libr. Garnier Frères, 1950).

[2] Gordon M. Shepherd, « Smell Images and the Flavour System in the Human Brain », *Nature* 444, n° 7117 (novembre 2006): 316-21, https://doi.org/10.1038/nature05405.

finalement avec les modalités du comportement alimentaire et les spécificités qu'il peut avoir d'un groupe social ou culturel à l'autre, d'une personne à l'autre. Ainsi c'est au cerveau qu'il revient de « fabriquer », de « créer » le goût à partir des informations nées au niveau des cellules réceptrices des saveurs. Ces cellules se trouvent dans le palais, au niveau de l'épiglotte, mais elles se concentrent au niveau de la langue, rassemblées dans des bourgeons gustatifs dont le regroupement (une à plusieurs centaines) constitue de petites éminences de formes variées[3] appelées les papilles. C'est là que les cellules réceptrices du goût sont activées chimiquement par certaines substances (par exemple le sucre, le sel), opérant ainsi une transduction, c'est à dire une transformation de la stimulation en message gustatif qui va cheminer vers le cerveau dans les fibres nerveuses et dont on peut expérimentalement repérer la propagation sous forme d'un signal électrique. Les cellules réceptrices du goût logées dans les bourgeons gustatifs eux-mêmes rassemblés dans les papilles ne détectent que cinq saveurs : le salé, le sucré, l'amer, l'acide (aigre) et l'*umami,* terme japonais signifiant littéralement goût délicieux ou savoureux, attribué aux acides aminés et en particulier au glutamate. Ces saveurs ont des localisations préférentielles avec des zones de recouvrement : le sucré au bout de la langue, le salé sur les côtés de la langue dans sa moitié antérieure, l'acide sur les côtés de la langue dans sa moitié postérieure, l'amer au fond de la langue.
Il faut aussi noter que notre cavité buccale traite aussi des informations provenant des caractères sensitifs non gustatifs des substances ingérées. Il en est de même

[3] C'est ainsi que l'on décrit des papilles foliées (crêtes), caliciformes (en bouton), fongiformes (comme des champignons).

d'ailleurs pour les fosses nasales qui traitent des informations initialement non olfactives des substances inhalées. C'est ainsi que certaines substances ingérées et inhalées peuvent être chaudes, froides, piquantes, irritantes ; ces informations sont transmises par les fibres nerveuses des sensibilités générales relevant du nerf trijumeau[4]. Elles sont d'ailleurs intégrées dans la perception du goût, des odeurs, donc des flaveurs et elles s'associent à d'autres informations qui relèvent de la « texture », comme nous le verrons plus loin.

La construction du goût

Les mimiques faciales et les mesures comparatives d'ingestion permettent d'évaluer les réactions des enfants aux différentes saveurs dès les premiers instants de la vie. Chez les enfants, dès la naissance, l'appétence pour le sucré est universelle et cette saveur a chez le nouveau-né, des vertus analgésiques à l'égard de procédures douloureuses comme les prises de sang ou les injections intramusculaires[5]. La stimulation *umami* (glutamate monosodique) déclenche aussi habituellement chez le nouveau-né une réaction de plaisir : léchage des lèvres, succion rythmée, détente du visage, parfois sourire. Les réactions à la stimulation salée sont variables et vont chez le nouveau-né de l'indifférence à l'aversion. Il a pu être

---

[4] M. Laska, H. Distel, et R. Hudson, « Trigeminal Perception of Odorant Quality in Congenitally Anosmic Subjects », *Chemical Senses* 22, n° 4 (1 août 1997): 447-56, https://doi.org/10.1093/chemse/22.4.447.

[5] B Stevens et al., « Sucrose for Analgesia in Newborn Infants Undergoing Painful Procedures », *Cochrane Database Syst Rev* 7 (2016): CD001069.

montré que des enfants âgés de 16 semaines, dont les mères avaient présenté des vomissements gravidiques modérés à sévères, avaient une appétence plus marquée pour le sel que les enfants nés de mères qui n'avaient pas eu de vomissements gravidiques : ces derniers présentaient un plus grand nombre de réactions aversives quand on leur faisait goûter une solution salée. La déshydratation liée aux vomissements gravidiques conduit donc à amplifier chez les enfants l'attirance gustative pour le sel[6]. En règle générale, les réactions aux stimulations salées vont néanmoins évoluer vers une attraction de plus en plus marquée : les enfants de deux ans préfèrent les aliments salés aux aliments non salés. Les réactions aux stimulations acides (par exemple du jus de citron ajouté à de l'eau) entraînent habituellement des réactions négatives : froncement des yeux, pincement des lèvres. La saveur amère a un effet répulsif et suscite des réactions indiquant le déplaisir et le dégoût : abaissement des coins de la bouche, protrusion de la langue, clignement des yeux, mouvements de la tête, hypersalivation[7]. Certains

---

[6] S. R. Crystal et I. L. Bernstein, « Infant Salt Preference and Mother's Morning Sickness », *Appetite* 30, n° 3 (juin 1998): 297-307, https://doi.org/10.1006/appe.1997.0144.

[7] S. Nicklaus, V. Boggio, et S. Issanchou, « Les perceptions gustatives chez l'enfant », *Archives de Pédiatrie* 12, n° 5 (1 mai 2005): 579-84, https://doi.org/10.1016/j.arcped.2005.01.027. Schématiquement les réactions des nouveau-nés au sucré et à la saveur *umam*i expriment habituellement du plaisir. Les stimulations amères et acides déclenchent des réactions négatives. En règle, l'attirance pour le sucré et le rejet de l'amer et de l'acide s'accentuent pendant l'enfance et diminuent à l'âge adulte. L'attirance pour le sucré est renforcée par l'exposition aux substances sucrées. La réponse à la stimulation salée évolue avec l'âge vers une attirance dont l'intensité dépend du contexte alimentaire. Les liens entre la sensibilité gustative aux saveurs sucrée, salée et acide et les préférences alimentaires ne sont pas nettement établis ; la sensibilité à l'amertume explique davantage le rejet des aliments amers, de certains légumes notamment. Le

enfants y sont plus sensibles que d'autres et ont donc des réactions différentes avec des concentrations identiques d'amertume obtenues par la quinine. Les préférences et les aversions pour les saveurs dépendent ainsi et de facteurs génétiques et de facteurs acquis. Par exemple, les sujets qui ont une perception élevée de l'amertume de la quinine consomment moins de café alors que les sujets qui ont une perception élevée de la caféine (qui intervient pourtant dans l'amertume du café) sont de plus importants consommateurs de café. Le profil inverse est observé pour la consommation de thé[8]. Des différences génétiques[9]

---

développement des perceptions gustatives est influencé par l'expérience gustative post-natale et de l'enfance. Les auteurs pensent qu'une meilleure connaissance de ces phénomènes permettrait d'améliorer le contenu et l'efficacité des campagnes d'éducation alimentaire à finalité nutritionnelle.

[8] Jue-Sheng Ong et al., « Understanding the Role of Bitter Taste Perception in Coffee, Tea and Alcohol Consumption through Mendelian Randomization », *Scientific Reports* 8, n° 1 (15 novembre 2018): 16414, https://doi.org/10.1038/s41598-018-34713-z.

[9] Le polymorphisme des gènes qui gouvernent la synthèse des protéines constitutives des récepteurs du goût rend compte de la diversité des sensibilités aux saveurs d'un individu à l'autre. Ainsi le gène *TAS2R38* du récepteur de l'amertume a été particulièrement étudié : son polymorphisme explique les différences individuelles observées dans la sensibilité à certaines substances chimiques amères ainsi qu'à certains végétaux : Stephen Wooding et al., « Genetics and Bitter Taste Responses to Goitrin, a Plant Toxin Found in Vegetables », *Chemical Senses* 35, n° 8 (octobre 2010): 685-92, https://doi.org/10.1093/chemse/bjq061. Le 6-n-propyl-thiouracile ou PROP est une molécule qui a un goût amer pour certaines personnes dites « sensibles » et n'a aucun goût pour d'autres dites « peu sensibles » : ces différences de sensibilités sont considérées comme génétiques ; les sujets dits sensibles préfèrent le lait aux fromages et les « peu sensibles » préfèrent le fromage au lait : J. A. Anliker et al., « Children's Food Preferences and Genetic Sensitivity to the Bitter Taste of 6-n-Propylthiouracil (PROP) », *The American Journal of*

peuvent expliquer des aversions plus ou moins marquées pour les aliments amers comme certains légumes ainsi que la capacité ou non de les rendre plus tolérables avec le temps[10]. L'expérience gustative de l'être humain commence dès le stade fœtal au cours duquel l'enfant fait l'expérience des diverses saveurs du liquide amniotique liées à l'alimentation de sa mère. Cette familiarisation du fœtus avec certaines saveurs entraînera après la naissance une attirance à leur égard : ainsi des nouveau-nés dont la mère a consommé de l'anis pendant la grossesse et plus précisément pendant les deux semaines précédant l'accouchement, manifestent après la naissance et au 4e jour de vie une préférence pour l'odeur anisée contrairement aux autres bébés non exposés pendant leur vie fœtale et dont les réactions à l'anis sont neutres ou de type répulsif. Ainsi le régime alimentaire de la femme enceinte, en diffusant ses flaveurs au fœtus par l'intermédiaire du liquide amniotique, oriente la polarité hédonique des réponses initiales de leur bébé aux stimulations olfactives. Par ailleurs, la question se pose de savoir si la consommation par la femme enceinte pendant les dernières semaines de grossesse, d'aliments riches en flaveurs, ou encore de boissons ou de substances addictives, incluant l'alcool et le tabac, ne serait pas susceptible d'avoir des effets latents et différés sur le comportement de leur enfant à l'égard de ces produits[11].

Clinical Nutrition 54, n° 2 (août 1991): 316-20, https://doi.org/10.1093/ajcn/54.2.316.

[10] JA Mennella et NK Bobowski, « The Sweetness and Bitterness of Childhood: Insights from Basic Research on Taste Preferences », *Physiol. Behav.* 152, n° Pt B (2015): 502-7.

[11] Benoist Schaal, Luc Marlier, et Robert Soussignan, « Human Foetuses Learn Odours from their Pregnant Mother's Diet », *Chemical*

Mais l'apprentissage des flaveurs devenues ainsi familières se poursuit après la naissance. On a pu constater que l'allaitement maternel confère un avantage dans l'acceptation initiale par le bébé d'un aliment consommé par sa mère, mais seulement si les mères consomment cet aliment régulièrement. Les choix alimentaires des mamans qui allaitent influencent donc les choix olfactivo-gustatifs de leur enfant. Il a pu ainsi être considéré que l'allaitement maternel crée un pont entre l'expérience « in utero » des flaveurs transmises par le liquide amniotique et celles transmises par la mise en bouche des aliments et des boissons au moment du sevrage et au-delà [12]. Des enfants dont la mère consommait du jus de carotte pendant le dernier trimestre de la grossesse se sont trouvés nettement plus attirés par des céréales parfumées à la carotte que les enfants nés de mères qui n'avaient pas été soumises à ce régime. Et les mêmes constatations ont été faites chez des enfants qui avaient été allaités alors que leur mère consommait du jus de carotte pendant les trois premiers mois suivant leur naissance[13]. En outre l'administration répétée d'aliments (pêches, haricots verts) chez des enfants de quatre à huit mois accroît leur acceptabilité[14]. Ainsi de manière

---

Senses 25, n° 6 (1er décembre 2000): 729-37: https://doi.org/10.1093/chemse/25.6.729.

[12] Gary K. Beauchamp et Julie A. Mennella, « Flavor Perception in Human Infants: Development and Functional Significance », *Digestion* 83 Suppl 1 (2011): 1-6, https://doi.org/10.1159/000323397.

[13] J. A. Mennella, C. P. Jagnow, et G. K. Beauchamp, « Prenatal and Postnatal Flavor Learning by Human Infants », *Pediatrics* 107, n° 6 (juin 2001): E88, https://doi.org/10.1542/peds.107.6.e88.

[14] Catherine A. Forestell et Julie A. Mennella, « Early Determinants of Fruit and Vegetable Acceptance », *Pediatrics* 120, n° 6 (décembre 2007): 1247-54, https://doi.org/10.1542/peds.2007-0858.

générale, la diversification alimentaire est la clé de la construction du goût. Mais il faut savoir que l'enfant manifeste à partir de l'âge de deux ans une réticence à l'égard des aliments qu'il ne connaît pas (et notamment les légumes) et que l'on appelle la néophobie. Il est donc souhaitable de diversifier largement l'alimentation de l'enfant avant la phase de néophobie (ou phase de fermeture), ce qui lui permettra d'apprécier une grande variété d'aliments et de réduire la néophobie. Au-delà, lors de la phase de fermeture, il faut leur proposer de manière répétée les aliments qu'ils rejettent[15].
On comprend ainsi l'importance majeure des traditions culturelles dans les préférences alimentaires des peuples. Outre les facteurs génétiques, elles se construisent aussi à partir des modes alimentaires des mamans pendant la grossesse, mais aussi à partir du mode d'alimentation de l'enfant, propre à chaque culture[16].

La palette de perceptions gustatives est certes limitée, mais elles constituent la trame mélodique du goût dont la richesse perceptive tient aux harmoniques issues de l'olfaction dont la combinaison explique que les saveurs s'intègrent en fait dans des flaveurs.

---

[15] N. Rigal, « Diversification alimentaire et construction du goût », *Archives de Pédiatrie*, Diversification alimentaire de l'enfant, 17 (1 décembre 2010): S208-12, https://doi.org/10.1016/S0929-693X(10)70929-5.

[16] Sarah V. Lipchock, Danielle R. Reed, et Julie A. Mennella, « The gustatory and olfactory systems during infancy: Implications for development of feeding behaviors in the high risk neonate », *Clinics in perinatology* 38, n° 4 (décembre 2011): 627-41, https://doi.org/10.1016/j.clp.2011.08.008.

Goût et olfaction : des saveurs aux flaveurs

JR. L'olfaction est, pour certains aliments, l'élément de départ. Sa perception nous permet de déceler les arômes. En dégustation, l'odorat s'impose. C'est effectivement par le nez que nous percevons une grande partie du goût des choses, puisqu'au niveau du cerveau, le centre de l'odorat est lié à celui du goût, l'odeur tellement agréable de la truffe, ou au contraire l'odeur désagréable d'un poisson qui a tourné. L'olfaction est donc un sens des plus importants dans la gastronomie et surtout dans l'œnologie qui fait partie du même monde.
Ceci dit, certains aliments n'ont pas d'odeur particulière. Lorsque, par exemple, j'élabore une recette à base de tomate, je ne me fie pas à l'odeur du produit brut. L'olfaction dans la gastronomie est importante aussi dans l'activation des souvenirs, de la mémoire ; certaines odeurs nous feront penser à notre enfance... et provoqueront des émotions. Ce sont souvent ces émotions qu'un cuisinier essaie de retrouver ou de transmettre.
Puis l'odorat intervient dans la recherche de la nourriture. Le pouvoir stimulant de l'odeur des aliments est vérifié tous les jours : l'odeur du pain, de la viennoiserie et des gâteaux sortant du four, l'odeur du café grillé et les fumets des rôtis donnent envie de manger, incitent à acheter comme en témoigne l'histoire médiévale de la farce de Maître Pathelin :

« Le clochard qui mangeait son pain au fumet du rôt, et qui paya le rôtisseur au son de son argent ».

J'ajoute aussi qu'un simple rhume qui entrave la respiration et affaiblit l'odorat rend les aliments insipides.

L'olfaction est effectivement la porte d'entrée, la condition même de la perception du goût. D'ailleurs les personnes qui perdent l'odorat, à la suite d'un traumatisme crânien par exemple, ou en raison d'une maladie virale[17] se plaignent d'abord d'avoir perdu le goût. Et c'est l'exemple donné par Joël Robuchon à propos du rhume qui rend les aliments insipides. Pourtant nous vivons avec une idée reçue selon laquelle l'olfaction a été victime de l'évolution du vivant et qu'elle serait chez l'être humain un « sens atrophié ». C'est vrai que la perception de l'olfaction nécessite une stimulation par les odeurs des cellules olfactives situées dans le nez et au niveau desquelles les molécules odoriférantes interagissent avec des protéines qui sont les récepteurs de l'olfaction. La synthèse de ces protéines est, comme pour toutes les protéines, pilotée par des gènes. C'est vrai que nous avons environ 350 gènes « olfactifs » fonctionnels[18] alors que le chien en aurait quelque 850[19], soit plus de deux fois plus ! Et la souris a quelque 1100 gènes fonctionnels[20]. Mais il ne faut pas s'y tromper. Le faible nombre de gènes olfactifs humains est plus que compensé par le développement du cerveau humain et l'accroissement de

---

[17] comme l'infection par le SARS-CoV-2 ou Covid 19.

[18] soit un tiers du total, ce qui réduit dans les mêmes proportions le nombre de récepteurs des cellules olfactives : A Holley, « Système olfactif et neurobiologie », *Terrain* 47 (2006): 107-22.

[19] Pascale Quignon et al., « The Dog and Rat Olfactory Receptor Repertoires », *Genome Biology* 6, nº 10 (2005): R83, https://doi.org/10.1186/gb-2005-6-10-r83.

[20] JM Young et al., « Different Evolutionary Processes Shaped the Mouse and Human Olfactory Receptor Gene Families », *Human Molecular Genetics* 11, nº 5 (1er mars 2002): 535-46, https://doi.org/10.1093/hmg/11.5.535.

ses capacités à « traiter » la complexité des informations olfactives et à adapter les comportements humains en lien avec l'ingestion d'aliments et de boissons.

La dualité de l'olfaction humaine : ortho et rétronasale

En outre, quand on évoque les prouesses olfactives du chien capable de « renifler » les odeurs, de reconstituer ainsi le parcours d'un animal, d'un fugitif dont on lui a fait sentir un vêtement, on souligne ainsi un type d'olfaction. Il s'agit de l'olfaction orthonasale (figure 1), celle qui est véhiculée par l'inspiration, ces mouvements respiratoires qui permettent aux odeurs de remonter, de bas en haut le long des fosses nasales. Et effectivement l'être humain n'a pas les mêmes capacités olfactives « orthonasales » que le chien. Mais il faut tenir compte d'un autre type d'olfaction, très développée chez l'être humain et qui est l'olfaction rétronasale[21], celle qui procède de sensations issues du bol alimentaire ou de la boisson, portées par des molécules volatiles libérées par les aliments et qui, mobilisées par les mouvements de la bouche cheminent de la partie postérieure de la cavité buccale, vers le haut, vers le nasopharynx pour stimuler à leur tour les cellules olfactives qui tapissent les fosses nasales[22].

---

[21] Gordon M Shepherd, « The Human Sense of Smell: Are We Better Than We Think? », *PLoS Biology* 2, nº 5 (mai 2004), https://doi.org/10.1371/journal.pbio.0020146.

[22] L'imagerie radiologique a pu montrer par exemple que, quand un sujet boit du vin et le garde d'abord en bouche, le nasopharynx est ouvert, ce qui permet l'olfaction retro-nasale. Ce n'est que quand le sujet déglutit que le nasopharynx se ferme.

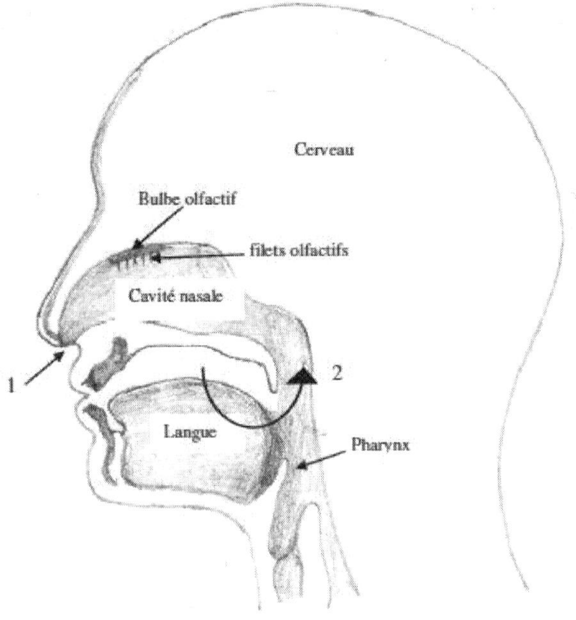

Figure 1. Coupe de profil illustrant les deux modalités de l'olfaction

Coupe de profil. 1 : olfaction orthonasale. 2 : olfaction rétronasale, les molécules odoriférantes issues des aliments ou des boissons en bouche rejoignent les cavités nasales par le nasopharynx. Les filets olfactifs traversent la base du crâne au niveau de la lame criblée et rejoignent le bulbe olfactif.

Ces odeurs, parce qu'elles naissent à partir des aliments ou des boissons dans la cavité buccale, nous les intégrons au goût[23]. C'est ainsi que les odeurs contribuent à l'édification de flaveurs : la perception olfactive rétronasale, venue de l'intérieur de la bouche, ne vient pas seulement s'ajouter à la perception orthonasale, venue du monde extérieur ; elle s'en distingue à la fois quantitativement (une concentration des molécules odoriférantes) et qualitativement, l'absorption et la mastication pouvant modifier les caractères olfactifs des stimulations parvenant à la muqueuse nasale. Il existe ainsi une dualité du sens olfactif. L'olfaction rétronasale joue ainsi un rôle majeur dans la perception des flaveurs. Il a été montré que des flaveurs facilement identifiables « en bouche », devenaient difficilement identifiables si les sujets étaient en même temps soumis à un flux d'air continu allant des fosses nasales à la cavité buccale et empêchant donc l'accès des molécules odoriférantes des aliments mis en bouche aux récepteurs olfactifs de la muqueuse nasale. Dans la vie quotidienne, un rhume dont les sécrétions encombrent les fosses nasales produit le même effet. La dualité du sens olfactif est illustrée par le fait qu'un même stimulus olfactif peut être considéré comme qualitativement différent quand il est perçu de manière orthonasale ou quand il est perçu de manière rétronasale, une fois mis en bouche. Ainsi l'odeur du fromage peut être qualifiée de désagréable quand on le sent alors que les flaveurs qui en émanent sont considérées comme agréables quand il est mis en bouche. L'olfaction serait ainsi une expérience sensorielle double, venant et du monde extérieur (qui sollicite l'olfaction orthonasale) et de

[23] C. Murphy, W. S. Cain, et L. M. Bartoshuk, « Mutual Action of Taste and Olfaction », *Sensory Processes* 1, n° 3 (mai 1977): 204-11.

l'intérieur de la bouche (olfaction rétronasale).[24]. S'il est incontestable que la liste limitée des saveurs véhiculées pas les papilles joue bien sûr un rôle important dans le caractère attractif (par exemple le goût sucré) ou répulsif (par exemple le goût amer)[25] des saveurs, l'olfaction rétronasale introduit une immense diversité et dans les flaveurs perçues et dans l'étendue et les nuances de leur registre hédonique.

Reconnaissance et représentations mentales des odeurs

Les filets nerveux olfactifs issus de la muqueuse nasale montent et pénètrent dans la boîte crânienne en traversant son plancher à travers de multiples orifices percés dans l'os appelé lame criblée. Cette traversée explique la vulnérabilité de ces filets fragiles traversant des orifices osseux minuscules qui peuvent les « cisailler » lors d'un traumatisme crânien, ce qui rend compte de cette complication certes bénigne sur le plan vital, mais si éprouvante pour le bien-être qu'est l'anosmie post-traumatique. Ces filets nerveux aboutissent ainsi, sur la base du crâne, dans sa partie antérieure, aux bulbes olfactifs où ils se regroupent au niveau de structures sphériques : les glomérules. Une seule stimulation odoriférante active de nombreuses cellules réceptrices[26]

---

[24] P. Rozin, « "Taste-Smell Confusions" and the Duality of the Olfactory Sense », *Perception & Psychophysics* 31, n° 4 (avril 1982): 397-401, https://doi.org/10.3758/bf03202667.

[25] Encore que l'éducation puisse modifier le comportement et l'appréciation d'un goût (voir par exemple l'amertume « appréciée » de certaines boissons).

[26] Les récepteurs olfactifs sont constitués d'une famille de protéines appelées protéines G : c'est l'interaction entre une substance chimique

qui se répartissent spatialement dans l'épithélium olfactif pour réaliser des cartes d'activation. Il faut néanmoins noter les difficultés des êtres humains à distinguer les composants de mélanges d'odeurs, notamment quand ces mélanges sont constitués de trois ou plus de trois odeurs différentes : le processus perceptif olfactif procède donc plutôt de manière synthétique[27]. Les prolongements (axones) de plusieurs millions de cellules nerveuses olfactives convergent ensuite vers quelques milliers de glomérules dans les bulbes olfactifs. Les différentes catégories d'odeurs se distribuent spatialement dans les bulbes olfactifs et activent donc des zones distinctes : les cartes d'activation des bulbes olfactifs semblent générées par les cartes d'activation de l'épithélium olfactif. Les cartes seraient ainsi spécifiques des odeurs. Telle serait la source d'élaboration d'une imagerie mentale des odeurs analogue par exemple à l'imagerie visuelle, auditive ou motrice. À partir des bulbes olfactifs, les fibres nerveuses aboutissent au cortex pirifome, situé dans la profondeur du cerveau : il s'agit de l'épicentre du cortex olfactif dit primaire où s'organise la reconnaissance des flaveurs et qui noue des connexions multiples avec les régions

---

et ces protéines réceptrices qui permet la transduction de la stimulation avec dépolarisation de la cellule nerveuse et cheminement du potentiel d'action jusqu'aux glomérules dans les bulbes olfactifs. S. L. Sullivan et L. Dryer, « Information Processing in Mammalian Olfactory System », *Journal of Neurobiology* 30, n° 1 (mai 1996): 20-36, https://doi.org/10.1002/(SICI)1097-4695(199605)30:1<20::AID-NEU3>3.0.CO;2-I.

[27] A. Livermore et D. G. Laing, « Influence of Training and Experience on the Perception of Multicomponent Odor Mixtures », *Journal of Experimental Psychology. Human Perception and Performance* 22, n° 2 (avril 1996): 267-77, https://doi.org/10.1037//0096-1523.22.2.267.

cérébrales impliquées dans la mémoire, les émotions, la motivation et, bien entendu le langage[28]. L'hypothèse d'une représentation mentale d'images olfactives a néanmoins été très controversée. Cependant une activation en imagerie fonctionnelle du cortex piriforme a été observée en demandant à des sujets « d'imaginer des odeurs ». Mais s'agit-il pour autant d'une preuve formelle de l'existence d'images olfactives : une activation pourrait aussi être obtenue par la mobilisation de l'attention, sans compter les interactions multiples de la gustation avec son contexte émotionnel et avec la mémoire. Mais il est vrai que les experts en parfumerie soutiennent qu'ils sont capables de produire des images mentales olfactives en les imaginant et en dehors de la présence de substances odoriférantes. Or, les étudiants en parfumerie ont témoigné pour dire combien l'acquisition de cette imagerie était ardue, difficile, même au bout de deux ans de formation[29]. Ainsi en est-il de ce témoignage:

Oui, il faut être vraiment concentré. C'est difficile, vraiment, de voir, d'imaginer, de savoir ce que c'est... ça arrive comme un éclair.

Les professionnels disent qu'ils sont capables d'évoquer mentalement une odeur de manière rapide, mais que l'image mentale ne dure que 2 à 3 secondes. Ainsi l'évocation mentale des odeurs est le fruit d'un long apprentissage et il n'existe pas de « nez absolu » comme il

---

[28] Le cortex piriforme ou cortex olfactif primaire est situé à proximité notamment de l'amygdale et de l'hippocampe

[29] Jean-Pierre Royet, Chantal Delon-Martin, et Jane Plailly, « Odor Mental Imagery in Non-Experts in Odors: A Paradox? », *Frontiers in Human Neuroscience* 7 (2013), https://doi.org/10.3389/fnhum.2013.00087.

existe en musique une « oreille absolue ». De même que nous avons appris à lire, à écrire, à compter, sentir entendu comme capacité de reconnaissance, de discrimination, d'évocation mentale des odeurs nécessite entraînement et apprentissage. Mais en dehors de cet aspect « technique » de l'olfaction, l'essentiel est bien d'abord de rappeler sa capacité universelle à mobiliser la mémoire, les émotions, la motivation qui accompagnent les expériences gustatives.
On sait aussi que l'exposition prolongée ou répétée à une odeur fait décroître son intensité (phénomène d'habituation).
En tout cas, les liens entre le goût et l'odorat sont tels que les personnes atteintes d'anosmie se plaignent d'une perte du goût (que l'on appelle agueusie). L'anosmie réduit le goût à la perception des saveurs élémentaires et ne permet plus d'accéder à la perception des flaveurs. Aussi les personnes anosmiques peuvent être psychologiquement très affectées par ce trouble qui non seulement ne leur permet plus de percevoir les odeurs agréables ou désagréables issues de l'environnement, mais altère gravement les satisfactions hédoniques de l'alimentation.
Les causes des anosmies sont multiples. Outre les anosmies post-traumatiques, des infections virales (comme la Covid-19) peuvent entraîner des anosmies qui sont en règle régressives.

La mémoire est-elle à la source de nos compétences de discrimination et de reconnaissance olfactives ?

L'être humain sait repérer la présence d'une odeur comme il sait repérer les différences d'intensité de mêmes odeurs. Mais il sait aussi discriminer deux odeurs différentes comme il peut aussi reconnaître des odeurs spécifiques et les nommer. Ces compétences mobilisent bien entendu les capacités sensorielles olfactives, mais aussi l'aptitude à reconnaître les attributs qualitatifs des odeurs jusqu'à nommer leur source (du café, de la menthe, etc…). Quel est le rôle des systèmes de mémoire ? En somme, une personne amnésique qui ne se souviendrait plus de ce qu'elle a fait, de ce qu'elle a vécu au cours des dernières heures, des derniers jours, des dernières semaines, des derniers mois, parviendrait-elle à discriminer les odeurs et à les nommer. La réponse à cette question a été apportée par l'étude d'un malade très connu dans le monde de la neuropsychologie : il s'agit d'un homme qui s'est prêté à de nombreuses investigations et qui est toujours désigné par ses initiales : HM. Opéré à l'âge de 27 ans pour une épilepsie rebelle, le chirurgien avait fait l'exérèse en 1953 de la partie interne de ses lobes temporaux. Il avait guéri de son épilepsie, mais il présenta jusqu'à la fin de ses jours, une amnésie de tous les évènements survenus depuis son opération. HM était capable de repérer les différences d'intensité d'une même odeur présentée à des dilutions différentes (amande, alcool, citron, acétone). Il était capable, pour une même odeur, de repérer celle qui était à la concentration la plus élevée. Il ne pouvait néanmoins pas dire si deux odeurs étaient différentes ; il ne pouvait pas non plus identifier et nommer l'odeur d'aliments communs qu'il identifiait parfaitement par le toucher et par la vue. Se saisissant d'un citron et le reniflant, il disait par exemple : « *Comme c'est drôle, il ne sent pas comme un citron* »[30]. La discrimination, la reconnaissance et la

[30] H. Eichenbaum et al., « Selective Olfactory Deficits in Case H.M », *Brain: A Journal of Neurology* 106 (Pt 2) (juin 1983): 459-72, https://doi.org/10.1093/brain/106.2.459.

désignation des odeurs sont donc très liées aux processus d'apprentissage et de mémoire[31].

Il a pu aussi être montré que les odeurs peuvent faire l'objet d'une mémorisation implicite, c'est-à-dire inconsciente, même si elles ne sont pas perçues, mais qu'elles demeurent capables d'influencer le comportement. Il a ainsi été proposé à des sujets de faire quelques tests dans une pièce préalablement parfumée légèrement à leur insu. Des diapositives étaient projetées quelques instants plus tard incluant la pièce où ils avaient séjourné en leur demandant de choisir parmi douze odeurs celle qui allait le mieux avec les diapositives. Quand la pièce connue et parfumée était visitée, les sujets bien que n'ayant aucun souvenir d'y avoir senti une odeur choisissait préférentiellement l'odeur à laquelle ils avaient été exposés[32]. Ainsi l'exposition à une odeur, même à faibles concentrations et en dehors de toute mémorisation consciente, permet néanmoins de préférer ces odeurs quand elles sont présentées dans des contextes

---

[31] Donald A. Wilson et Richard J. Stevenson, « The Fundamental Role of Memory in Olfactory Perception », *Trends in Neurosciences* 26, n° 5 (1 mai 2003): 243-47, https://doi.org/10.1016/S0166-2236(03)00076-6. L'exérèse chirurgicale de HM a intéressé les structures olfactives (notamment le cortex piriforme), l'hippocampe (structure –clé de la mémoire explicite épisodique, celle des évènements de la vie, disponibles ensuite sous forme de souvenirs) et l'amygdale impliquée dans la gestion des émotions et elle-même en lien étroit avec l'hippocampe, rendant compte du renforcement de la mémorisation quand les informations ou les évènements sont associés à une forte mobilisation émotionnelle.

[32] J. Degel et E. P. Köster, « Odors: Implicit Memory and Performance Effects », *Chemical Senses* 24, n° 3 (juin 1999): 317-25, https://doi.org/10.1093/chemse/24.3.317.

superposables à la première exposition[33] : une mémorisation inconsciente pourrait ainsi influencer nos choix et nos appréciations contextualisées de certaines odeurs.

La mémorisation des odeurs a fait l'objet de nombreuses études, qu'il s'agisse de la mémoire dite immédiate ou de la mémoire différée. Des protocoles expérimentaux ont exploré la capacité du sujet à reconnaître, parmi d'autres, des odeurs qu'on leur a demandé de sentir, soit immédiatement après (ou dans un délai n'excédant pas quelques dizaines de secondes), soit après un intervalle de temps plus long qui peut se compter en heures, en jours, en mois. Le fait de nommer initialement les odeurs ou de susciter des associations verbales ne semble pas influencer particulièrement la mémorisation. Par contre le fait de susciter une imagerie olfactive des odeurs (*imaginez l'odeur de la banane*) facilite leur mémorisation[34]. La mémoire olfactive est donc bien un système de mémoire spécifique, distinct des mémoires visuelle et verbale,[35] mais bien sûr en lien avec elles[36].

---

[33] André Holley, « Regard biologique sur l'odorat et le goût », *Cahiers jungiens de psychanalyse* N° 122, n° 2 (2007): 15-27.

[34] BJ Lyman, « Memory for Odors and Odor Names: Modalities of Elaboration and Imagery », *Journal of Experimental Psychology* 16, n° 4 (1990): 656-64.

[35] R. S. Herz et T. Engen, « Odor Memory: Review and Analysis », *Psychonomic Bulletin & Review* 3, n° 3 (septembre 1996): 300-313, https://doi.org/10.3758/BF03210754.

[36] Robert Savage et al., « The Role of Temporal Lobe and Orbitofrontal Cortices in Olfactory Memory Function », *Archives of Clinical Neuropsychology: The Official Journal of the National Academy of Neuropsychologists* 17, n° 4 (mai 2002): 305-18. Les voies olfactives issues de chaque narine se projettent au niveau de l'hémisphère cérébral ipsilatéral donc à gauche pour la narine gauche

De l'acte de se nourrir à la quête esthétique, émotionnelle et hédoniste des flaveurs

Le cerveau de l'être humain contiendrait en lui le témoignage de l'évolution (que l'on appelle la phylogenèse) du cerveau des vertébrés[37]. Dans sa partie inférieure, le cerveau reptilien, le plus archaïque, contrôle les comportements nécessaires à la préservation de l'espèce comme l'acte de se nourrir, la reproduction et la défense du territoire ; il remonterait à quelque 300

---

et à droite pour la narine droite, tout particulièrement au niveau du lobe temporal et, en avant, au niveau du lobe fronto-orbitaire. On sait par ailleurs que chez les sujets droitiers, donc dans la majorité de la population, l'hémisphère gauche est l'hémisphère dominant pour le langage tandis que l'hémisphère droit est électivement engagé dans le traitement des informations visuo-spatiales. Il a pu être montré que les sujets ayant des lésions du lobe temporal gauche ont des difficultés d'identification verbale des odeurs tandis que les sujets ayant des lésions du lobe temporal droit voient leurs difficultés prédominer dans l'identification non verbale (c'est-à-dire sur présentation d'images) des odeurs. Les uns et les autres ont les mêmes difficultés de reconnaissance donc de mémorisation d'odeurs qui leur ont été préalablement présentées. Les malades ayant des lésions gauches ont des difficultés majeures pour identifier et reconnaître les odeurs présentées à la narine gauche, et le profil inverse est observé chez les malades ayant des lésions droites qui ont des difficultés majeures à identifier et à reconnaître des odeurs présentées à la narine droite. Ainsi les lésions des lobes temporaux affectent à la fois l'identification des odeurs et leur mémorisation (reconnaissance), l'identification reflétant la spécialisation hémisphérique et la reconnaissance, ce qui témoigne de leur complémentarité. Par ailleurs, dans cette même étude, les malades traumatisés crâniens avec lésions fronto-orbitaires bilatérales ont un déficit limité à l'identification des odeurs donc à leur désignation tant sur un mode verbal que sur un mode non verbal.

[37] Paul Donald MacLean, *Les Trois cerveaux de l'homme*, éd. par Roland Guyot (Paris, France: R. Laffont, 1990).

millions d'années). Au-dessus de lui, se déploie un cerveau mammalien, âgé de quelque 150 millions d'années, qui intervient dans la régulation des émotions et dans la mémoire. Au-dessus enfin se déploie le cerveau néo-mammalien, remontant à environ trente millions d'années, qui gère les fonctions cognitives les plus élaborées comme le langage : c'est là que culmine l'humanisation du cerveau (figure 2). L'acte de se nourrir, pour survivre, a sa source dans le cerveau reptilien, puis il s'intègre dans la vie émotionnelle et la mémoire grâce à la perception des flaveurs pour devenir enfin un acte lié à la cognition sociale par la commensalité qui fait de la « table » un lieu de rencontre, d'échanges, de partage.

La gastronomie a en quelque sorte donné au sens de l'olfaction des lettres de noblesse. Il n'en a pas toujours été ainsi. On est frappé par le pessimisme d'Emmanuel Kant. Il appelait le goût, le sens de la délectation et il pensait que le dégoût était un « moyen de lutter contre le danger pour l'existence animale » ; il en faisait en sorte une protection contre toute substance qui pourrait menacer la vie biologique de l'Homme. Quant à l'odorat, il le considérait comme le sens « le plus ingrat », en effet « il ne sert à rien de le cultiver .... pour en tirer une délectation ; les objets de dégoût qu'il peut procurer sont plus nombreux que ne le sont les objets de plaisir ; et dans ce dernier cas, il ne peut offrir qu'une délectation fugitive et passagère »[38]. Au XIX° siècle, Darwin[39] est plus pessimiste encore puisque selon cet auteur l'olfaction sert à peu de choses : certaines populations dorment dans des atmosphères fétides, d'autres mangent des aliments

[38] Emmanuel Kant, *Anthropologie du point de vue pragmatique*, trad. par Michel Foucault (Paris, France: J. Vrin, 1964).

[39] Charles Darwin, *L'origine des espèces* (Paris: C Reinwald, 1873).

putréfiés. La gastronomie a fait de l'olfaction une quête esthétique et hédoniste en même temps que des études scientifiques, ajoutées aux témoignages des professionnels de la parfumerie, ont pu montrer que l'olfaction s'éduque. Ainsi en a-t-il été de cette recherche faite sur 32 volontaires qui devaient suivre dans un champ la piste olfactive d'une huile essentielle de chocolat dont les traces étaient distantes de 3,5 cm : les performances s'améliorent avec l'entraînement[40]. Il faut aussi noter que comme les saveurs, les préférences pour les odeurs ont de nettes influences culturelles : ainsi des études ont pu montrer que des sujets allemands disaient que les graines de soja fermentées leur faisaient penser à des « pieds qui sentent le fromage » alors que des Japonais disaient que l'anis leur évoquait un « désinfectant »[41]. L'apprentissage conjugué à la mémoire façonne, on l'a déjà vu, la connaissance et l'appréciation des saveurs comme des odeurs, donc des flaveurs.

Monsieur Robuchon, vous qui êtes un chef étoilé, devez-vous, vous aussi, entraîner régulièrement votre olfaction ?

JR. Instinctivement, certainement. À force de sentir certains aliments, ingrédients, préparations... mais j'avoue ne pas spécialement m'entraîner, non. Le nez sert comme détecteur, mais finalement, c'est le cerveau qui mémorise et travaille.

---

[40] Jess Porter et al., « Mechanisms of scent-tracking in humans », *Nat Neurosci* 10, n° 1 (janvier 2007): 27-29, https://doi.org/10.1038/nn1819.

[41] Richard J. Stevenson et Robert A. Boakes, « A mnemonic theory of odor perception », *Psychological Review* 110, n° 2 (2003): 340-64, https://doi.org/10.1037/0033-295X.110.2.340.

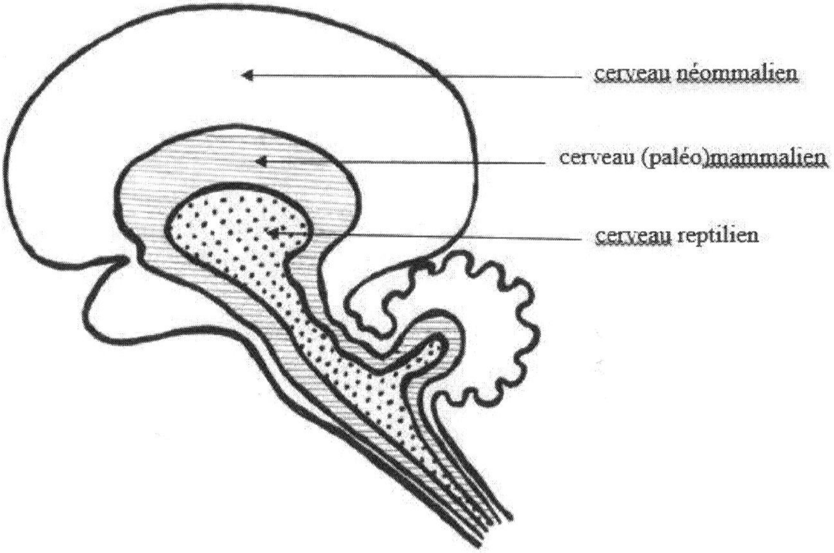

Figure 2. Les trois cerveaux selon MacLean.
Le cerveau humain témoignerait ainsi de l'évolution (phylogenèse) du vivant jusqu'à l'être humain. Le cerveau reptilien (engagé dans la survie et la défense) est le plus archaïque. Le cerveau paléomammalien correspond au cerveau émotionnel et à la mémoire (système limbique ou cerveau viscéral). Le cerveau néomammalien, le plus récent, achève le lent processus d'hominisation et gère les fonctions cognitives
les plus élaborées comme le langage. Il s'agit bien sûr d'une présentation schématique de l'évolution ; ces trois cerveaux ne sont pas étanches : ils se chevauchent et sont largement interconnectés

L'odorat, c'est un édifice immense du souvenir, une notion que Proust a immortalisée avec sa célèbre madeleine qu'il trempait, enfant, dans la tasse de thé que lui donnait sa tante, le dimanche matin, à Combray.... Et si je devais choisir un produit, un produit qui m'est cher, que l'on cultive dans le Poitou, ce serait la truffe... je trouve son odeur envoûtante, sensuelle, presque... Il me suffit de soulever la cloche qui recouvre une truffe, et voilà que dans ma tête fusent des tonnes d'idées de recettes possibles...
C'est donc la truffe que vous avez choisie...
JR. Oui, mais je vous parlerai aussi de la pomme de terre... c'est le contraste...

Chapitre 2. Homo coquus

Cuisson des aliments et hominisation

Il faut sans doute s'attarder sur une spécificité du comportement des êtres humains : ils représentent la seule espèce qui cuise ses aliments. L'être humain parle, l'être humain inhume ses défunts, l'être humain est aussi *homo coquus* : il cuisine. Doit-on considérer que la cuisson des aliments remonte à l'époque préhistorique de la maîtrise du feu, c'est-à-dire au moins 250 000 ans, voire entre 400 et 600 000 ans ? Mais certains travaux vont jusqu'à faire remonter la cuisson des aliments à 1,9 million d'années, époque d'apparition d'*homo erectus*[42], premier hominidé à apparaître plus humain que simiesque. Ses dents et ses intestins sont de dimensions plus réduites, la taille de son corps a augmenté de même que le volume de la boîte crânienne et de son cerveau. Il s'est adapté à la bipédie et a réduit ses capacités de grimpeur. La cuisson est donc apparue après la séparation de la lignée humaine de celle des grands singes. Ces modifications seraient en lien avec la cuisson des aliments dont les effets bénéfiques sont multiples : végétaux et viandes sont attendris, donc plus faciles à mastiquer ; leur digestibilité s'accroît ainsi que leur valeur énergétique. La diversité de l'alimentation devient plus grande. *Homo erectus* mange aussi plus rapidement et est libéré de la chasse opportuniste ; il peut différer la consommation de ses aliments et les stocker

---

[42] Richard Wrangham et NancyLou Conklin-Brittain, « 'Cooking as a Biological Trait' », *Comparative Biochemistry and Physiology Part A: Molecular & Integrative Physiology* 136, n° 1 (1er septembre 2003): 35-46, https://doi.org/10.1016/S1095-6433(03)00020-5.

dans des endroits appropriés[43]. Un chimpanzé passe six heures par jour à manger alors qu'*homo erectus* n'aurait passé que 6,1% de son temps de veille[44] pour s'alimenter[45]. Plus réduit dans sa durée, le temps d'alimentation peut aussi sans doute être organisé, anticipé et acquérir une place nouvelle dans la vie relationnelle et sociale. En somme la cuisson aurait ouvert aux hominidés leur cheminement, à partir *d'homo erectus,* vers *homo sapiens.* Même si certaines de ces hypothèses ne sont pas unanimement partagées, l'essentiel demeure : la cuisson est un comportement spécifiquement humain qui a permis d'améliorer la qualité nutritionnelle, la diversité et la saveur de l'alimentation. La cuisson a eu aussi des effets sur l'organisation même des vies humaines : la cuisson en facilitant la mastication des aliments a permis un sevrage plus précoce des enfants et a réduit les intervalles de temps entre deux grossesses[46]. Elle a pu contribuer à réduire la mortalité comparativement aux primates non humains[47]. Elle a modifié les modes de gestion des aliments et donc

---

[43] RW Wrangham et al., « The Raw and the Stolen. Cooking and the Ecology of Human Origins », *Current Anthropology* 40, n° 5 (1999): 567-94.

[44] Le temps d'alimentation moyen de notre espèce Homo sapiens est d'environ 5%

[45] Richard Wrangham, *Catching fire: how cooking made us human* (New York: Basic Books, 2009).

[46] B. M. Galdikas et J. W. Wood, « Birth Spacing Patterns in Humans and Apes », *American Journal of Physical Anthropology* 83, n° 2 (octobre 1990): 185-91, https://doi.org/10.1002/ajpa.1330830207.

[47] K. Hill et al., « Mortality Rates among Wild Chimpanzees », *Journal of Human Evolution* 40, n° 5 (mai 2001): 437-50, https://doi.org/10.1006/jhev.2001.0469.

Chapitre 3. Du goût et de l'odorat aux flaveurs.

Une synthèse perceptive multimodale

Les flaveurs réalisent une synthèse perceptive multimodale associant à la gustation et à l'olfaction, d'autres expériences somato-sensorielles. Parmi elles, il y a la vue : les couleurs, les formes des aliments, la manière dont ils sont disposés dans l'assiette ont une dimension esthétique, émotionnelle et même motivationnelle, en l'occurrence appétitive. On peut aussi citer l'audition qu'elle soit sollicitée par la mastication (comme la croustillance) ou qu'elle soit sollicitée par l'environnement sonore réel ou virtuel comme le bruit des vagues, la musique. D'autres sensations viennent des sensibilités générales comme le chaud et le froid ressentis par la langue et la muqueuse buccale, mais aussi la texture des aliments. Ainsi les flaveurs sont, sans doute, les plus multimodales des expériences sensorielles humaines[49].

JR Oui, bien sûr, l'agencement des couleurs, la présentation d'un plat, sont importants. De la même façon que la bonne odeur d'un plat va faire saliver, la vue d'une jolie présentation d'un plat fera saliver aussi.
Nos différents sens interviennent dans une série de reconnaissances. L'œil, en quelques fractions de seconde, joue d'abord un rôle de décrypteur. Il nous permet de

---

[49] Dana M. Small, « Flavor Is in the Brain », *Physiology & Behavior* 107, n° 4 (5 novembre 2012): 540-52, https://doi.org/10.1016/j.physbeh.2012.04.011.

sélectionner un aliment et de savoir si nous nous trouvons devant un élément connu ou inconnu, de détecter son état, solide, liquide, visqueux, etc...
On mange d'abord avec les yeux. L'aspect de l'aliment, sa couleur sont riches d'informations sur sa saveur, mais aussi sur ses qualités hygiéniques. Ainsi on croit déjà savoir si on aime ou si on déteste ce qui nous est présenté. Le désir est induit par la vue. D'ailleurs, scientifiquement, il est prouvé qu'un plat appétissant suscite une réaction qui facilite la digestion grâce à une sécrétion de sucs digestifs provoquée par la vue.
De même, pour l'image de la saveur, l'idée d'un goût aimé peut faire venir littéralement l'eau à la bouche, et le souvenir d'un dégoût, provoquer la révolte de l'estomac.
Il est donc impossible de ne pas tenir compte de l'effet produit par la vue d'un mets dans une opération savoureuse. C'est la raison pour laquelle j'apporte toujours le plus de soins possibles à l'esthétique d'un plat, par une présentation artistique soignée, en utilisant uniquement les constituants du plat et surtout, comme trop souvent constaté chez certains, sans nuire à la qualité gustative.

Flaveurs et rencontre visuelle avec un plat ou une boisson

L'influence de la vue sur le désir d'un plat et sur sa dégustation permet de prendre conscience certes de la complexité, mais aussi des extraordinaires capacités de communication du cerveau. On évoque souvent le nombre de neurones alors que ce qui compte avant tout ce sont les prolongements multiples de ces neurones qui ainsi peuvent s'interconnecter dans de vastes réseaux parallèles et largement distribués qui embrasent en quelque sorte le cerveau de sa superficie à ses régions profondes, des zones postérieures aux zones antérieures, d'un hémisphère cérébral à l'autre : c'est ce que l'on appelle la conception hodologique[50] du fonctionnement cérébral. Ainsi les perceptions visuelles issues des rétines sont traitées dans la partie postérieure du cerveau : il a pourtant été démontré que tout en avant du cerveau[51], les cellules nerveuses de primates répondaient à la stimulation de l'olfaction, du goût, mais aussi de la vue par des aliments comme la banane, le citron, l'oignon, le saumon fumé. Chez l'être humain, l'imagerie cérébrale a montré qu'en demandant à des sujets normaux si les odeurs qu'ils percevaient correspondaient à des produits comestibles, il survenait une activation des aires visuelles dites primaires au niveau de la partie postérieure du cerveau (cortex occipital)[52]. On comprend comment se construisent les flaveurs par la convergence d'informations multiples dont l'inventaire se poursuit[53]. Mais il faut aussi penser que ces aliments que

---

[50] Marco Catani, « From Hodology to Function », *Brain: A Journal of Neurology* 130, nº Pt 3 (mars 2007): 602-5, https://doi.org/10.1093/brain/awm008.

[51] et plus précisément au niveau du cortex fronto-orbitaire : E. T. Rolls et L. L. Baylis, « Gustatory, Olfactory, and Visual Convergence within the Primate Orbitofrontal Cortex », *The Journal of Neuroscience: The Official Journal of the Society for Neuroscience* 14, nº 9 (septembre 1994): 5437-52.

[52] J. P. Royet et al., « Functional Anatomy of Perceptual and Semantic Processing for Odors », *Journal of Cognitive Neuroscience* 11, nº 1 (janvier 1999): 94-109, https://doi.org/10.1162/089892999563166.

[53] Jonas K. Olofsson et Jessica Freiherr, « Neuroimaging of Smell and Taste », *Handbook of Clinical Neurology* 164 (2019): 263-82, https://doi.org/10.1016/B978-0-444-63855-7.00017-4. Il est en effet nécessaire pour la perception des flaveurs que certaines zones du cerveau, qui sont des zones de convergence des informations multimodales assurent la synthèse, le rassemblement, l'intégration de ces messages multiples qui constituent les flaveurs. Ainsi des études

nous voyons, que nous goûtons, que nous sentons, nous pouvons en parler, ce qui suppose aussi des connexions des influx porteurs des informations olfactives, gustatives, visuelles, avec les régions du cerveau qui permettent de parler et qui se situent au niveau de l'hémisphère cérébral gauche chez le droitier.

Il est difficile de reconnaître la couleur d'un vin servi dans un verre opaque[54]. La vue intègre les dimensions, la forme, mais aussi les couleurs qui influencent de manière importante l'évaluation quantitative, qualitative et hédonique des odeurs. Ainsi l'intensité des couleurs, leur luminosité exaltent habituellement les odeurs[55] ; la couleur (par exemple rouge, orange ou vert ou incolore) influence l'identification de boissons aromatisées (par exemple à la framboise et à l'orange), les moins bonnes performances ayant été obtenues quand les boissons ne sont pas colorées et les meilleures performances quand les

---

de neuroimagerie ont pu montrer que la stimulation conjointe de l'odorat, du goût mais aussi des sensibilités générales de la bouche (chaleur, texture) portées par le nerf trijumeau activent conjointement certaines zones du cerveau et parmi elles une attention particulière doit être accordée à l'insula, région corticale située sur la partie latérale des hémisphères cérébraux : cette structure cérébrale joue un rôle majeur sur notre insight viscérovégétatif c'est- à-dire sur notre capacité à prendre conscience du bien-être ou du malconfort, de nos manques, de nos satisfactions, de nos besoins, de nos émotions perçus par des signaux issus de notre corps et de ses organes et véhiculés par le système nerveux vers l'insula.

[54] F Sauvageot et M Chapon, « La couleur d'un vin (blanc ou rouge) peut-elle être identifiée sans l'aide de l'œil ? », *Les Cahiers de l'ENS.BANA* 4 (1983): 107-15.

[55] Debra A. Zellner et Lori A. Whitten, « The effect of color intensity and appropriateness on color-induced odor enhancement », *The American Journal of Psychology* 112, n° 4 (1999): 585-604, https://doi.org/10.2307/1423652.

boissons ont la même couleur que le fruit[56]. On comprend par exemple que les tentatives de commercialisation de sirop de menthe « naturelle » incolore se soient toujours soldées par un échec et aient contraint les fabricants à continuer de privilégier le sirop de menthe de couleur « verte » pourtant artificiellement coloré ! Une menthe à l'eau peut-elle se concevoir autrement que verte, ce qui lui permet sans doute d'être exaltée par l'imagerie visuelle de la plante, inséparable de sa couleur ! La couleur influence aussi le plaisir ressenti à l'évaluation de mets comme le bouillon de volaille ou un gâteau au chocolat[57]. C'est pourquoi on peut parler des couleurs des odeurs[58].
Il est intéressant de constater que les termes utilisés pour décrire un vin blanc ou un vin rouge renvoient à des entités ayant une couleur identique ou proche de celle du vin. Ainsi peut-on relever pour les termes descripteurs de vin blanc des mots comme *lychee, miel, agrume, fruit de la passion, pomme, ananas, acacia, beurre* et pour un vin rouge des mots comme *boisé, cassis, framboise, cerise, pruneau, poivre, réglisse*. Mais si à l'insu des sujets, du vin blanc est coloré en rouge par une substance gustativement neutre, les termes utilisés seront, non ceux

[56] Jennifer A. Stillman, « Color Influences Flavor Identification in Fruit-Flavored Beverages », *Journal of Food Science* 58, n° 4 (1993): 810-12, https://doi.org/10.1111/j.1365-2621.1993.tb09364.x.

[57] M. M. Chan et C. Kane-Martinelli, « The Effect of Color on Perceived Flavor Intensity and Acceptance of Foods by Young Adults and Elderly Adults », *Journal of the American Dietetic Association* 97, n° 6 (juin 1997): 657-59, https://doi.org/10.1016/S0002-8223(97)00165-X.

[58] Avery N. Gilbert, Robyn Martin, et Sarah E. Kemp, « Cross-modal correspondence between vision and olfaction: The color of smells », *The American Journal of Psychology* 109, n° 3 (1996): 335-51, https://doi.org/10.2307/1423010.

d'un vin blanc, mais d'un vin rouge[59] . Il s'agit donc d'une illusion perceptive. Elle est favorisée par les influences d'une modalité sensorielle sur une autre modalité sensorielle. Ainsi des influences « transmodales » se créent entre le goût et l'olfaction d'une part, l'imagerie visuelle d'autre part. Elles provoquent des synesthésies qui désignent précisément l'induction d'une sensation (par exemple l'olfaction), par une autre sensation (par exemple la couleur). La couleur du vin pourrait ainsi induire la production d'images correspondant à des items de même couleur que le vin ou d'une couleur voisine permettant de qualifier le goût et l'odeur (la flaveur) du vin. C'est cette imagerie visuelle qui déclencherait la verbalisation[60], cette dernière générant une illusion perceptive quand la couleur n'est pas appropriée au vin. Il s'agit là de « synesthésies » normales qui bien sûr peuvent intéresser d'autres domaines sensoriels comme les couleurs qui peuvent être induites par la hauteur tonale de notes de musique. En somme il semble que le cerveau, pour identifier ou décrire une odeur à partir d'informations sensorielles multiples (dont la vue) procède en quelque sorte de manière

---

[59] Gil Morrot, Frédéric Brochet, et Denis Dubourdieu, « The Color of Odors », *Brain and Language* 79, n° 2 (1er novembre 2001): 309-20, https://doi.org/10.1006/brln.2001.2493.

[60] Il en est ainsi du vin comme des mets présentés dans l'assiette ; le regard déclenche une analyse visuelle qui anticipe les flaveurs espérées et attendues, ce qui conforte cette assertion venue du premier siècle de la Rome antique : « Nous mangeons d'abord avec nos yeux ». Charles Spence *et al.*, « Eating with Our Eyes: From Visual Hunger to Digital Satiation », *Brain and Cognition*, Food for thought: The functional and neural mechanisms of food perception and choice, 110 (2016): 53-63, https://doi.org/10.1016/j.bandc.2015.08.006. On pourra revoir aussi cette extraordinaire inspection d'un verre de vin faite par Louis de Funès dans le film *l'Aile ou la cuisse* : https://www.youtube.com/watch?v=c073yNMpPpw

probabiliste (qui a été appelée inférence bayésienne), ce qui explique que le sujet puisse se tromper, mais qu'il puisse aussi éduquer et perfectionner ses capacités de discernement des flaveurs[61].

Flaveurs et texture

Mais outre la couleur de ce que nous nous préparons à boire ou à manger, qu'en est-il selon vous de la texture dans la perception des flaveurs. Elles semblent jouer un rôle essentiel dans l'attrait ou le rejet de certains mets, de

---

[61] Charles Spence et al., « Does food color influence taste and flavor perception in humans? », *Chemosensory Perception* 3, n° 1 (2010): 68-84, https://doi.org/10.1007/s12078-010-9067-z. D'autres travaux ont tiré la sonnette d'alarme en montrant les conséquences néfastes sur la santé de la diffusion publicitaire et sur le web d'images de plats ou d'aliments. Ces images sont présentées en haute définition, retouchées par des logiciels professionnels ou d'amateurs, ou en réalité augmentée. Elles sont destinées, dans un but commercial, à stimuler l'appétit, voire même à créer des désirs alimentaires d'autant plus préoccupants que les aliments ou les mets présentés sont très calorigènes, à forte teneur de glucides et de lipides. Ces campagnes publicitaires d'images alimentaires « sensuelles » qualifiées en langue anglaise de « *gastroporn* », largement diffusées et partagées sur les réseaux sociaux et notamment sur Instagram comptent parmi les causes de l'hyperalimentation et de l'obésité qui frappent les pays à haut niveau de vie. Il serait important, en termes de santé publique, de voir comment présenter visuellement les nourritures saines de manière attractive pour encourager ainsi la consommation d'aliments et de mets favorables à la santé. Des programmes d'éducation à la santé dévolus à la prévention de l'obésité et à sa prise en charge font aussi partie des moyens de lutte contre une alimentation désordonnée et excessive. Spence *et al.*, « Eating with Our Eyes ».

certains aliments[62]. Confirmez-vous avec votre expérience leur intérêt majeur en gastronomie ?

JR. Grâce à mes voyages en Asie, j'ai pu beaucoup apprendre et évoluer sur l'importance des textures en cuisine. En Asie, et spécialement en Chine, les textures sont même parfois plus importantes que le goût. Et je réalise finalement, lorsqu'on fait une diète, ce qui nous manque le plus, ce sont certaines textures, le croustillant du pain plus que finalement son goût, le croquant des friandises, l'al dente des pâtes.
Les simples frites sont aussi un exemple parfait. Pour les obtenir bien moelleuses à l'intérieur, croustillantes et dorées à l'extérieur, je préconise de les plonger une à deux minutes dans de l'eau bouillante non salée. Puis il faut les égoutter, bien les sécher sur un papier absorbant ou sur un torchon, et les laisser refroidir. Ensuite, les plonger une première fois dans un bain d'huile à 160°C et les laisser cuire cinq à dix minutes selon la taille. Les frites doivent être cuites à cœur, mais rester blanches. Les sortir du bain de friture et les égoutter. Puis, les replonger dans un second bain plus chaud à 180°-190°C jusqu'à ce qu'elles deviennent bien dorées et croustillantes. Bien les égoutter sur un torchon ou sur un papier absorbant, puis les saler de sel fin pour l'assaisonnement en profondeur et de gros sel qui croque un peu sous la dent (ou mieux de fleur de sel). On obtient là des textures intéressantes qui excitent le palais, avec du moelleux, du croustillant et du croquant : un régal !

Effectivement ! La texture rassemble les caractères qui président à l'agencement des qualités physiques d'un

[62] Scott P. Breen et al., « Oral Somatosensatory Acuity Is Related to Particle Size Perception in Chocolate », *Scientific Reports* 9, n° 1 (15 mai 2019): 7437, https://doi.org/10.1038/s41598-019-43944-7.

aliment ou d'une boisson : homogène ou hétérogène (comme les frites, croustillantes lors de l'attaque en bouche et moelleuses en profondeur), consistance, viscosité, densité. La perception de la texture procède de l'addition de sensations complexes qui apparaissent dès la mise en bouche et évoluent tout au long de la présence des aliments dans la cavité buccale avec les mouvements de la langue, la salivation, la mastication. La texture ajoute à la rétro-olfaction et au goût, à la température, la perception des qualités mécaniques des aliments tant en surface (la croustillance, le pétillement) qu'en profondeur au fur et à mesure que se dévoile leur consistance. Ce ne sont pas seulement les sensibilités superficielles des muqueuses qui sont sollicitées, mais aussi les mécanorécepteurs sensibles aux pressions qui s'exercent au niveau de la langue et des autres structures musculaires et musculo-tendineuses de la bouche. Et restent aussi les bruits produits lors de la mise en bouche et des mouvements masticatoires qui sollicitent les récepteurs auditifs comme la croustillance. La gamme des qualifications de la texture est très vaste : molle, moelleuse, granuleuse, fondante, crémeuse, mousseuse, fibreuse, gélatineuse, ferme, visqueuse, friable, craquante pour n'en citer que quelques-unes. L'exemple des frites est emblématique : leur texture, a dit Joël Robuchon, contribue à en faire un régal ! Il a pu être montré que, quel que soit l'âge, les chips les plus croustillantes sont perçues comme ayant le goût le plus intense. Il y a certes, on l'a vu, les caractères somatosensitifs qui, une fois perçus par les régions du cerveau assurant la perception des messages sensitifs (la région pariétale), convergent, comme les perceptions visuelles, olfactives, gustatives, vers la partie antérieure du cerveau (et plus précisément le cortex fronto-orbitaire). Mais la réalité est sans doute plus complexe[63]. Les aliments croustillants, segmentés par la

[63] Ryan S. Elder et Gina S. Mohr, « The Crunch Effect: Food Sound

mastication, augmentent ainsi les surfaces de diffusion des molécules odoriférantes qui acquièrent une meilleure mobilité et renforcent les informations olfactives. Le bruit masticatoire lié à la croustillance contribue aussi à enrichir la diversité perceptive des flaveurs (*crunch effect*). On a même pu évoquer une influence cognitive liée à l'expérience selon laquelle plus une frite est croustillante, donc « bruyante », plus elle est fraîche et donc susceptible d'être plus goûteuse. Le bruit masticatoire fait partie de la carte d'identité de certains produits et accompagne leur promotion publicitaire et leur consommation, comme le chocolat au lait accompagné de céréales, commercialisé en 1938 aux États-Unis par Nestlé sous le nom de *Crunch*® arrivé en France en 1960[64] : il s'est vendu ensuite sous forme de barres pour le goûter et de sachets de billes appelées *Top Crunch*®. La publicité de *Crunch* exalte de manière métaphorique la croustillance: Des *céréales croustillantes au chocolat et au blé complet pour un petit déjeuner explosif* ! Les qualités « sonores » d'un produit alimentaire accroissent non seulement le succès du produit, mais la quantité même qu'une personne peut manger !

Flaveurs et cuisine moléculaire

Et que pensez-vous, Joël Robuchon, de la cuisine moléculaire ? Elle se veut fondée scientifiquement sur une gastronomie moléculaire qui vise une connaissance approfondie des phénomènes physico-chimiques

---

Salience as a Consumption Monitoring Cue », *Food Quality and Preference* 51 (1 juillet 2016): 39-46, https://doi.org/10.1016/j.foodqual.2016.02.015.

[64] https://www.lsa-conso.fr/produits/chocolat-crunch-nestle,140845

accompagnant les transformations culinaires[65]. Elle a été « inventée » dans la décennie 1980 par un physicien britannique Nicholas Kurti et un chimiste français Hervé This[66]. Elle broie la forme des aliments pour créer de nouvelles textures, de nouveaux volumes (des bulles, des rubans, des émulsions parfois « fumantes »). Elle utilise nombre d'ingrédients de l'industrie agroalimentaire dont les actions peuvent se conjuguer : émulsifiants comme la lécithine ou comme le Méthyl p-hydroxybenzoate de sodium, nommé aussi E 128 et qui est présent dans de nombreuses recettes mousseuses, gélifiants comme l'agar-agar, épaississants comme la gomme xanthane ou comme l'alginate qui permet de faire des « billes » de deux à trois millimètres de diamètre, appelées caviar. Cette cuisine remplace les sorbetières par de l'azote liquide, utilise des seringues, bref des produits et des outils qui appartiennent plutôt au monde industriel ou des laboratoires de biologie. Santi Santamaria, ce grand chef espagnol qui avait trois étoiles au guide Michelin s'était érigé comme un adversaire résolu de la cuisine moléculaire qu'il considérait comme un déclin et il se voulait l'ardent défenseur d'une cuisine traditionnelle, familiale, fidèle aux produits du terroir[67]. Mais son adversaire, lui aussi distingué par trois étoiles, Ferran Adria est devenu le chef

---

[65] Róisín Burke, Hervé This, et Alan L. Kelly, « Molecular Gastronomy », in *Reference Module in Food Science* (Elsevier, 2016), https://doi.org/10.1016/B978-0-08-100596-5.03302-3.

[66] E Moreau et S Tordjman, *La cuisine moléculaire*, M1 CDMM ILTS (Université Paris-Diderot, 2009), https://www.eila.univ-paris-diderot.fr/_media/user/helene_beciri/enseignement/m1/pao/exemples-projets/02-cuisine-mol.pdf.

[67] Santi Santamaria, *La cocina al desnudo* (Madrid: Terra de Hoy, 2008).

de file des adeptes de la cuisine moléculaire avec par exemple ses cheveux d'oursin et de caviar, la momie de rouget, le caramel d'huile, le papier d'hibiscus au cassis et eucalyptus[68].

JR. Je trouve que la cuisine moléculaire a été trop loin avec ses additifs. Ferran Adria est un excellent chef, exemplaire tant humainement que techniquement, ce qui permet à de nombreux chefs de le copier... et souvent très mal. La plupart n'ont ni le talent ni la lucidité de Ferran pour utiliser ces substances à des doses raisonnables.
La cuisine moléculaire n'est que de la chimie, avec ses risques et ses excès, parfois contre nature, alors que pour moi la cuisine gastronomique, c'est de l'alchimie où le produit naturel est respecté et sublimé.

Flaveurs et contexte environnemental

Les flaveurs sont donc le produit d'une expérience multisensorielle : la vue (et notamment les couleurs), les sensibilités de la cavité buccale interagissent avec le goût et l'olfaction, mais on a vu aussi le rôle de l'ouïe. On attribue à Paul Bocuse[69] la citation suivante :

> *Le vin idéal satisfait les cinq sens : la vison (par sa couleur), l'olfaction (par son bouquet), le tact (par sa fraîcheur),*

---

[68] https://www.lexpress.fr/styles/diapo-photo/styles/saveurs/el-bulli-les-plats-de-ferran-adria-photographies-par-francesc-guillamet_999801.html#photo-5

[69] GM Shepherd, *Neurogastronomy. How the brain creates flavor, and why it matters* (New-York: Columbia University Press, 2012).

le goût (par ses flaveurs), l'audition (par son glou-glou)[70].

La dégustation d'un vin et de ses flaveurs peut ainsi se segmenter en plusieurs étapes. Le vin, dans son verre, est d'abord « regardé » pour analyser visuellement sa robe, sa limpidité ; puis quelques mouvements circulaires du verre amorcent l'olfaction orthonasale ; puis vient la mise en bouche sur la langue qui ne reste pas immobile, ce qui favorise l'olfaction rétronasale qui se combine au goût, mais aussi aux sensations provoquées par le vin dans la cavité buccale et aux légers bruits créés par les mouvements de la langue, des mâchoires et la sécrétion de salive. Tout ceci construit une image perceptive complexe du vin qui est ensuite dégluti avec le léger bruit perçu lors de la déglutition, tandis qu'ensuite le vin exhale encore ses parfums et sollicite à nouveau, par le nasopharynx qui s'ouvre à nouveau, l'olfaction rétronasale. Cet ensemble perceptif mobilise chemin faisant la mémoire, les émotions, les circuits cérébraux dits « de récompense », donc la dimension hédonique, ainsi que le langage.
Et encore doit-on aussi, pour les boissons comme pour les aliments, considérer le rôle joué par les mouvements complexes de la langue, des muscles buccaux et masticateurs qui contribuent à « ressentir » le contenu de la cavité buccale, à exhaler les parfums.

Reste enfin le contexte « environnemental » du repas : la table, les assiettes, les couverts, les verres, les éventuels convives, la décoration, la luminosité…

[70] Gordon M. Shepherd, « Neuroenology: how the brain creates the taste of wine », *Flavour* 4, n° 1 (2 mars 2015): 19, https://doi.org/10.1186/s13411-014-0030-9.

JR. L'éclairage est pour moi primordial dans un restaurant, c'est tellement important de bien voir l'assiette que l'on va déguster. Je fais appel à un spécialiste de la lumière hongkongais pour les réglages ; avant chaque ouverture, nous y passons beaucoup de temps. Il y a une juste lumière : l'ambiance du restaurant ne doit pas être trop éclairée pour le côté cosy convivial, mais son assiette doit être éclairée suffisamment pour voir les couleurs de ce que l'on déguste.

Le chef étoilé anglais Heston Blumenthal, spécialiste mondialement reconnu de la cuisine moléculaire, cultive cet environnement multisensoriel en exaltant les synesthésies : ainsi sert-il « *Sound of the sea* », un plat marin à base de coques, abalones, couteaux, algues, écume et tapioca rôti, avec un iPod pour restituer le bruit de la mer. Et il ajoute que « deux personnes mangeant des huîtres en écoutant, pour l'une, le bruit de la mer, pour l'autre, une basse-cour, n'appréciaient pas leurs huîtres de la même manière »[71]. L'audition, quand elle est appropriée (ici le bruit de la mer) exalte les flaveurs des produits marins.

JR. Mais c'est vrai aussi qu'il y a maintenant des restaurants où l'on mange dans le noir !

Ces restaurants souhaitent recentrer les flaveurs sur le goût, l'olfaction, mais aussi les informations sensitives en provenance de la bouche, mais en les débarrassant de leur composante synesthésique visuelle, c'est-à-dire de l'influence de la vue sur les saveurs et les parfums : une

---

[71] Véronique Zbinden ; A table avec le plus givré des grands chefs ; Le Temps, 12 mai 2007 ; https://www.letemps.ch/societe/table-plus-givre-grands-chefs.

expérience difficile sans doute, car la reconnaissance des viandes ou des boissons n'est guère aisée sans le secours de la vue ; les gestes eux-mêmes sont maladroits dans l'obscurité à tel point qu'un verre en plastique et une grande serviette sont bien utiles[72] pour limiter les erreurs de trajectoire des aliments et des boissons portés en bouche ! Mais cela n'empêche pas d'apprécier la finesse des plats et des boissons. En outre, en dehors de considérations gastronomiques, il faut remarquer que ce sont des personnes malvoyantes qui assurent le service, ce qui permet de prêter attention à leur handicap et d'appréhender temporairement le monde dans les conditions sensorielles et motrices qui constituent leur contexte environnemental quotidien. Il s'agit en somme de faire l'expérience conviviale de l'altérité et de la différence.

[72] Andy Millet, Manger dans le noir : on a testé… Le Parisien, 9 octobre 2019, https://www.leparisien.fr/societe/manger-dans-le-noir-on-a-teste-09-10-2019-8169156.php

Chapitre 4. Flaveurs et émotions

Revenons un peu plus en détail sur les émotions. L'alimentation a été et demeure une condition de survie de l'être humain comme de tout être vivant. Mais la satisfaction d'un besoin de survie n'exclut pas pour autant l'intervention de la vie émotionnelle. Calmer une faim ardente induit une sensation d'apaisement qui est celle d'un bien-être retrouvé, d'une cessation de la sensation de manque qui n'est pas dépourvue d'une composante hédonique. « Je m'épanouis de plaisir corporel en me nourrissant de pain et d'eau.... La chair demande impérieusement de ne pas souffrir de la faim, de la soif et du froid. Celui qui est à l'abri de ces besoins... peut rivaliser de félicité avec Zeus », disait Épicure[73]. L'alimentation, dont la socialisation a été favorisée par la découverte de la cuisson, a été ritualisée notamment lors d'évènements publics ou familiaux, ce qui a conduit à affiner et à étendre son registre émotionnel.

Les émotions dans l'histoire du vivant

Nous avons déjà dit que l'être humain, parce qu'il est sur le plan de l'évolution la forme plus accomplie du vivant, porte en lui toute l'histoire de la vie et de ses transformations : il y a en lui (voir figure 2) dans la partie la plus archaïque de son système nerveux, le cerveau reptilien qui régit son besoin de survie, donc de lui-même et de l'espèce ; la nourriture, comme la défense de son

[73] J Brun, *Épicure et les épicuriens. Textes choisis.*, PUF, Les grands textes (Paris, 1961), p. 134.

intégrité corporelle et de son territoire, comme la sexualité sont à ce titre des besoins primordiaux. Il y a ensuite le cerveau mammifère qui gère la vie émotionnelle et la mémoire. Et il y a enfin le cerveau spécifiquement humain, qui permet de penser, de parler, d'anticiper, mais qui a aussi la charge d'organiser, de réguler, d'harmoniser, d'orchestrer ce qu'il y a en lui du reptile et du mammifère. Certes cette vision est schématique et ne doit pas nous faire douter des capacités mnésiques des crocodiles ni de l'intelligence des mammifères. Il ne s'agit pas non plus d'un cerveau compartimenté, mais d'un cerveau dont toutes les structures sont interconnectées. Mais précisément cette vision « tri-unique » du cerveau indique que l'être humain doit réguler, organiser, et, pourrait-on dire, « élever » ses comportements. Il dispose des outils cérébraux[74] nécessaires pour contrôler ses impulsions, pour inhiber les comportements inadaptés au contexte social. Même avec une grande faim, on apprend à ne pas se précipiter sur un plat de manière goulue ou à vider d'un trait un verre de grand vin. Ceci indique non l'abrasion de la vie émotionnelle, mais son affinement, son enrichissement par la dégustation. Tel est d'ailleurs le sens de la gastronomie.

Émotions primitives, émotions secondaires et flaveurs

Il y a en effet deux grands types d'émotions. Les émotions dites primitives ou fondamentales sont innées, génétiquement programmées, universelles ; elles sont au

[74] L'adaptation de l'être humain à la vie en société est l'objet d'étude désignée en neuropsychologie sous le nom de cognition sociale. Les structures cérébrales mobilisées relèvent pour l'essentiel du lobe frontal.

nombre de six : la joie, la surprise, la peur, la colère, le dégoût, la tristesse. Elles se traduisent par un « ressenti » qui implique notre chair, parcourue par des modifications que l'on appelle neurovégétatives : le pouls qui s'accélère, la rougeur ou la pâleur de la peau, la sécheresse de bouche ou l'hypersalivation, la gorge qui se serre et les exemples pourraient être multipliés. Les émotions s'expriment aussi par la mimique et par l'intonation de la voix (la prosodie émotionnelle). Mais même innées et programmées, ces émotions s'éduquent, s'adaptent : la vue d'un ours au détour d'un chemin de forêt ferait trembler alors qu'il n'en est rien si le même ours est observé dans un zoo. Sur le plan gustatif, l'appétence du nourrisson pour le sucré est universelle de même que la mimique de dégoût, donc l'aversion à l'égard des saveurs amères. Ainsi la saveur sucrée induite par le sucrose ou l'aspartame entraîne un sourire et une expression de détente et de satisfaction du visage avec une protrusion rythmique de la langue de la langue, et des mouvements de succion. La saveur sucrée accélère le rythme cardiaque d'enfants calmes[75], ralentit le rythme cardiaque d'enfants agités et a des propriétés antalgiques[76]. L'efficacité antalgique du sucrose est aussi observée dans l'enfance, mais disparaît à l'âge adulte; étudiée chez des enfants entre 5 et 10 ans, elle est liée à la valeur hédonique de la saveur sucrée : plus les enfants aiment le sucre, plus ce dernier accroît la tolérance à la

---

[75] D. H. Ashmead, B. M. Reilly, et L. P. Lipsitt, « Neonates' Heart Rate, Sucking Rhythm, and Sucking Amplitude as a Function of the Sweet Taste », *Journal of Experimental Child Psychology* 29, n° 2 (avril 1980): 264-81, https://doi.org/10.1016/0022-0965(80)90019-3.

[76] Elliott M. Blass et Lisa B. Watt, « Suckling- and Sucrose-Induced Analgesia in Human Newborns », *Pain* 83, n° 3 (décembre 1999): 611-23, https://doi.org/10.1016/S0304-3959(99)00166-9.

douleur [77]. Une saveur amère comme celle de la quinine entraîne une mimique aversive avec ouverture de la bouche, plissement du nez et du sillon naso-génien, froncement des sourcils, grimace de dégoût. Ces mimiques hédoniques et émotionnelles « innées » des nourrissons sont d'ailleurs proches de celles de primates non humains[78]. Est-ce que les émotions positives provoquées par le sucré sont liées au fait que c'est la seule saveur à être mobilisée par une substance nutritive tandis que le rejet de la saveur amère serait un comportement inné de protection à l'égard de substances toxiques ? Il est bien difficile de confirmer ces hypothèses. Les édulcorants de synthèse, même sans valeur énergétique, suscitent le même attrait. En outre il a pu être montré que les seuils de rejet de substances amères sont indépendants de leur seuil de toxicité[79]. De plus, ces émotions primitives, bien qu'innées, ne sont pas immuables et peuvent ensuite se modifier avec le temps sous l'effet de l'éducation et de la socialisation : ainsi l'amertume de certaines substances devient attractive et conduit à apprécier la bière, le café, le chocolat, les agrumes, le céleri, les asperges. Il en est de même pour l'acidité du citron, de certaines pommes, de la rhubarbe, de l'ananas. L'acidité devient un excitant du

---

[77] M. Yanina Pepino et Julie A. Mennella, « Sucrose-Induced Analgesia is related to Sweet Preferences in Children but not Adults », *Pain* 119, n° 1-3 (15 décembre 2005): 210-18, https://doi.org/10.1016/j.pain.2005.09.029.

[78] J. E. Steiner et al., « Comparative Expression of Hedonic Impact: Affective Reactions to Taste by Human Infants and Other Primates », *Neuroscience and Biobehavioral Reviews* 25, n° 1 (janvier 2001): 53-74, https://doi.org/10.1016/s0149-7634(00)00051-8.

[79] J. I. Glendinning, « Is the Bitter Rejection Response Always Adaptive? », *Physiology & Behavior* 56, n° 6 (décembre 1994): 1217-27, https://doi.org/10.1016/0031-9384(94)90369-7.

goût. L'inné et l'acquis s'entrelacent pour nuancer, adapter les émotions primitives suscitées par les saveurs. Mais en outre l'influence de l'acquis débute très tôt, dès la vie prénatale. En effet les aliments consommés par la femme enceinte parfument le liquide amniotique que l'enfant déglutit pendant sa vie intra-utérine[80] comme ils parfumeront le lait. Ainsi dans une étude expérimentale menée chez des femmes enceintes volontaires pendant le dernier trimestre de la grossesse, il a été montré que les enfants qui étaient nés de mères ayant consommé en fin de grossesse du jus de carotte appréciaient beaucoup plus les céréales parfumées à la carotte que les enfants nés de mères qui n'avaient consommé ni jus de carotte ni carotte[81]. En général d'ailleurs, les nouveau-nés éprouvent plus d'attrait et de plaisir à consommer des aliments que leur mère avait consommés pendant la grossesse et dont ils avaient expérimenté la saveur pendant leur vie intra-utérine[82]. Les différences de goût et notamment le degré d'attrait pour le sucré et de répulsion pour l'amer tiennent ainsi à des facteurs génétiques et à des facteurs acquis[83].

---

[80] Ce qui a pu ainsi être appelé un apprentissage olfactif prénatal a aussi été démontré chez le chiot en agissant sur le régime alimentaire de la chienne gestante. Il existerait d'ailleurs chez tous les mammifères ce qui suggère son rôle dans le comportement alimentaire des bébés mammifères donc sur leur développement précoce : Deborah L. Wells et Peter G. Hepper, « Prenatal Olfactory Learning in the Domestic Dog », *Animal Behaviour* 72, n° 3 (1 septembre 2006): 681-86, https://doi.org/10.1016/j.anbehav.2005.12.008.

[81] Mennella et Bobowski, « The Sweetness and Bitterness of Childhood: Insights from Basic Research on Taste Preferences ».

[82] Beauchamp et Mennella, « Flavor Perception in Human Infants ».

[83] Mennella et Bobowski, « The Sweetness and Bitterness of Childhood: Insights from Basic Research on Taste Preferences ».

Outre les émotions « primitives », l'être humain construira tout au long de son existence, par l'éducation, par la culture, par les expériences de vie, des émotions dites secondaires. Leurs variétés et leurs nuances sont inépuisables. Ainsi la fierté, la honte, l'agacement, la nostalgie, la tendresse sont, pour n'en citer que quelques-unes, des émotions « construites » à partir des expressions subtiles des émotions primitives, isolées ou intriquées. Dans le domaine gastronomique, le goût et l'odorat génèrent des émotions primitives comme la surprise, le plaisir et le dégoût, mais ils génèrent aussi une vaste palette d'émotions secondaires. Ces émotions sont, sur le plan de la verbalisation, difficilement dissociables du langage décrivant les caractères de la perception gustative[84]. Dire d'un mets qu'il est « subtil », « délicat », « chaleureux », « savoureux », « étonnant », « sublime », « insolite » revient à tenter de décliner les innombrables harmoniques du registre du plaisir voire du bonheur. Et bien des restaurateurs se montrent soucieux d'offrir une cuisine riche en émotions. D'ailleurs à la question qui vous était posée, de savoir si « un plat réussi doit générer une émotion », vous répondiez[85] :

Exactement. Et l'émotion est créée par l'amour que le cuisinier a mis dedans, pas juste la technique.

---

[84] Juliette Defossez, *Vers un langage du goût*, Linguistique (Université de Bourgogne, 2014), NNT :2014DIJOL020. tel-01137894.

[85] Ulla Majoube. Joël Robuchon: "Comment pourrais-je dire qu'il n'y a pas de violence en cuisine?" ; L'Express, style de vie, 29 janvier 2016 ; https://www.lexpress.fr/styles/saveurs/joel-robuchon-comment-pourrais-je-dire-qu-il-n-y-a-pas-de-violence-en-cuisine_1758820.html.

Ces trois mots (émotion, amour, technique) rendent compte du processus décisionnel qui exprime la créativité esthétique que représente l'art culinaire. Il y a bien sûr de la technique, des connaissances, mais elles ne suffisent pas seules ! Il faut une motivation, donc un affect mobilisateur qui éveille, qui induit en retour, lors de la réalisation du plat, un processus émotionnel.

Les choix décisionnels des gastronomes et la créativité des chefs : une alchimie entre émotion et raison

C'est le mérite d'Antonio Damasio, neurologue américain[86] d'avoir montré sous un jour nouveau l'importance structurante des émotions dans les prises de décision trop souvent considérées comme des actes purement rationnels. En effet, tout au long de la vie, depuis l'enfance, nous associons à nos actes, à nos choix des représentations corporelles (que Damasio qualifie de somatiques) qui sont en fait les manifestations émotionnelles vécues comme conséquences de nos actes et de nos choix. Certaines vont être agréables, d'autres vont être désagréables avec une intensité variable. Et ces expériences laissent en nous des traces, des représentations qui vont s'activer quand nous devons opérer des choix. Nous structurons ainsi peu à peu nos prises de décision en fonction des représentations somatiques et qui sont donc des « marqueurs » de nos décisions. Elles sont activées de manière inconsciente et vont nous permettre avec le temps

[86] A. R. Damasio, « The Somatic Marker Hypothesis and the Possible Functions of the Prefrontal Cortex », *Philosophical Transactions of the Royal Society of London. Series B, Biological Sciences* 351, n° 1346 (1996): 1413-20, https://doi.org/10.1098/rstb.1996.0125.

de prendre des décisions de plus en plus rapides. Car il a été démontré qu'avec notre raison seule, nous n'en finirions pas de choisir. Les émotions sont le levier, la direction assistée des prises de décision. Et d'ailleurs quand on relit attentivement les premières lignes de la « petite madeleine de Proust », on peut déceler le moment précis où surgit de manière inconsciente l'activation émotionnelle qui va entraîner la prise de décision :

Il y avait déjà bien des années que, de Combray, tout ce qui n'était pas le théâtre et le drame de mon coucher n'existait plus pour moi, quand un jour d'hiver, comme je rentrais à la maison, ma mère, voyant que j'avais froid, me proposa de me faire prendre, contre mon habitude, un peu de thé. Je refusai d'abord et, je ne sais pourquoi, me ravisai[87].

Proust refuse d'abord, puis, sans savoir pourquoi, se ravise. Un déclic émotionnel se produit, rapidement, à son insu, mais qui induit sa prise de décision : il accepte !
On peut aussi évoquer ce qui peut se passer, non du côté du chef, mais du côté du client, dans un restaurant. Des personnes atteintes de lésions cérébrales qui les privent de ces signaux émotionnels n'ont plus que la raison pour choisir et, au restaurant, ils lisent la carte et s'empêtrent dans des atermoiements interminables pour décider quel plat commander : ils finissent par choisir au hasard. D'ailleurs, la personne que Damasio a soignée et qui a suscité sa réflexion, était un cadre commercial brillant, âgé

---

[87] Proust - *Du coté de chez Swann - Àla recherche du temps perdu.*

d'une trentaine d'années et qui, après avoir été opéré d'une tumeur cérébrale[88], alla de désastres professionnels en désastres affectifs. Il était devenu incapable de planifier ses activités, passant d'une chose à une autre ou s'attardant inutilement sur des détails futiles, incapable de faire des choix qui lui étaient autrefois familiers. Il prit des options financières désastreuses, quitta son épouse puis aussi sa seconde compagne. Alors que son intelligence, telle qu'elle apparaissait aux tests, était normale, Elliott ne semblait être guidé que par le hasard, incapable même de tenir compte des conséquences de ses actes pour inspirer des décisions ultérieures. Selon Damasio, Elliott était devenu incapable d'activer ce qu'il appelle ses « marqueurs somatiques".

De la même manière, la créativité d'un chef se manifeste par des décisions qui expriment certes ses qualités techniques, mais aussi son expérience, son histoire avec leurs vibrations émotionnelles[89]. L'enjeu de cette hypothèse est de taille: il s'agit en fait de hisser l'émotion au rang de la raison. Il s'agit même de dire que tout raisonnement reste stérile s'il ne s'appuie pas sur l'émotion et que c'est bien l'émotion qui permet de mettre la raison en action. La créativité naît donc de l'émergence indissoluble de choix rationnels mus par des expériences émotionnelles. Elle exprime et cultive l'identité humaine dont elle est un facteur structurant : l'œuvre d'art raconte l'artiste, le mets raconte le cuisinier. Bien sûr, nous

---

[88] Une tumeur bénigne du lobe frontal appelée méningiome.

[89] C'est le cortex frontal qui permet en présence de telle ou telle situation, d'activer les représentations somatiques qui lui sont associées, en connectant cette situation aux souvenirs émotionnels gérés par le système limbique et en particulier l'amygdale. Damasio, « The Somatic Marker Hypothesis and the Possible Functions of the Prefrontal Cortex ».

sommes des êtres humains et parfois la décision n'est pas adéquate parce que notre discernement émotionnel a mal fonctionné, parce qu'il a pris le pas sur la raison ! Mais ces échecs viennent enrichir nos marqueurs somatiques. On apprend toujours de ses échecs.
Est-ce que cela va dans le sens de votre expérience, car on ne peut pas douter de vos capacités créatives !

JR. Parfois, pour faire plaisir, j'ai essayé ou goûté un produit qui ne me disait rien. Déçu du résultat, j'ai constaté que mon premier avis était le bon. Ma cuisine est avant tout instinctive !
Oui, j'ai eu de mauvaises expériences. Je me souviens un jour d'avoir réceptionné de magnifiques langoustines vivantes ultrafraîches, d'une grosseur exceptionnelle, jamais vue. Elles m'ont d'ailleurs coûté très cher. Or il se trouve que ce jour-là des journalistes gastronomiques déjeunaient. Emporté par mon enthousiasme, par la beauté du produit, je pris la décision de les leur servir entières en fricassée avec de petites girolles, pour les épater.
Quelle ne fut pas ma déception, quand le maître d'hôtel me rapporta que les journalistes faisaient la moue, parce que les langoustines étaient cotonneuses à l'intérieur. L'enthousiasme me fit prendre une mauvaise décision. J'aurais dû tester le produit avant !

Cette anecdote montre bien que l'on peut se laisser emporter par une émotion, y compris une émotion positive très mobilisatrice d'autant que ces langoustines étaient parées de nombreux atours ! L'essentiel est alors de faire face à ce retour d'expérience sur soi-même, à une remise en question qui est une marque d'adaptation permettant d'affiner sans cesse le processus créatif.

Gastronomie et diététique

Mais peut-il arriver, a contrario, que la raison prenne trop de place, notamment quand on doit maigrir et qu'il faut faire un régime, ou quand il faut restreindre certaines catégories d'aliments comme les glucides ? Michel Onfray, qui est un fin gastronome, est très sévère à l'égard des diététiques contraignantes. Il a écrit par exemple dans son livre « La raison gourmande » :

> *« Mâtinés de prêtres et de médecins, les diététiciens, et leurs ancêtres qui proposent les moyens d'une vie longue par de courtes jubilations qu'il faudrait réduire au degré zéro, ont d'étranges principes. Leurs variations se font toujours sur un thème unique : il s'agit de mourir de son vivant, en quelque sorte, pendant qu'il en est encore temps. Se faire cadavre avant le trépas, viser la ressemblance avec l'impassibilité des charognes. Donc ne pas boire, ne pas manger. Ou si peu, le nécessaire, et encore, avec l'invitation à associer tous les plaisirs de la gastronomie à des péchés, du moins à des culpabilités destinées à ternir les voluptés de bouche[90]. »*

---

[90] Michel Onfray, *La raison gourmande: philosophie du goût* (Paris, France: Librairie générale française, 1997).

Quel est votre point de vue, celui bien sûr du gastronome, mais surtout celui du chef étoilé. Vous me disiez tout à l'heure que vous suiviez un régime ?

JR. Oui... depuis quelque temps... J'ai perdu un peu plus de quinze kilos, sans oublier ni négliger du tout la notion de plaisir. En fait je me régale, et encore à mon âge, j'apprends des choses en cuisine ; j'ai appris à cuisiner différemment, sans matières grasses, à assaisonner différemment, et justement les textures. Je réalise à quel point la grosseur du sel et du poivre, sur une simple salade de tomates, peut tout changer... changer le goût et donc l'émotion !

Vos propos sont optimistes et vont donner du courage à celles et ceux qui sont contraints à faire un régime. Il faut, dites-vous, apprendre à cuisiner différemment, sans renoncer au plaisir et aux émotions. Il ne faut pas se résigner, mais s'adapter pour continuer à « vous régaler ». Ainsi, par cette fabrication constante d'émotions, par cette culture d'émotions, on peut entrevoir ce que la gastronomie est à la nourriture. En partant du cerveau reptilien qui pousse par nécessité l'être humain à se nourrir, on peut percevoir avec les émotions et les mémoires, gérées par le cerveau mammifère, puis avec l'affinement émotionnel et rationnel du cerveau humain, comment l'on passe de la nourriture à la gastronomie. On peut dire ainsi que la gastronomie est à la nourriture ce que l'amour courtois est à la relation sexuelle.

Manger : plaisir viscéral et plaisir épicurien

Dans les pays qui ne souffrent pas de la faim, on a voulu opposer deux grands types de comportements à l'égard de la nourriture. Le premier relève d'un « plaisir viscéral de manger » ; il procède souvent de manière impulsive, répond à une sensation de faim ou de besoin impérieux (*craving*) quêtant des satisfactions hédoniques de brève durée, n'évaluant que sommairement la qualité de ce qui est consommé. Et d'ailleurs la nourriture n'est pas une fin en soi ; elle ne relève que de la satisfaction d'un besoin et échappe plus ou moins au contrôle de la volonté. Pour Brillat-Savarin [91], ces « soi-disant gastronomes ne sont que des gloutons dont le ventre est un abîme et qui mangent partout, de tout et tout ». Le second type de comportement se réfère à la philosophie épicurienne et est décrit comme « le plaisir épicurien de manger » ; il n'est ni une réponse automatique ni une réponse excessive à un besoin corporel ; il s'intéresse aux qualités sensorielles de la cuisine, au mode d'élaboration des plats, à leur signification culturelle et symbolique et Brillat-Savarin faisait dire à M. de Borose, gastronome et gourmet que « la gastronomie n'est autre chose que la réflexion qui apprécie, appliquée à la science qui améliore ». Ce plaisir s'épanouit dans la modération, attentif à « la raison qui dit à l'appétit : « *Non procedes amplius* (tu n'iras pas plus loin) ». Épicure ne disait-il pas aussi que si « le plaisir est le commencement et la fin de la vie heureuse… ce ne sont pas les beuveries et les orgies continuelles… qui engendrent une vie heureuse, mais la raison vigilante, qui recherche minutieusement les motifs de ce qu'il faut choisir et de ce qu'il faut éviter… [92] ». Le plaisir donc l'hédonisme du gastronome tire son harmonie de sa dimension esthétique, sensible aux qualités des plats et des

[91] Brillat-Savarin, *Physiologie du goût*, vol. second (Carteret éditeur, 1923).

[92] Épicure, « Lettre à Ménécée », in *Épicure et les épicuriens. Textes choisis* (Paris: PUF, 1961), 125-65.

boissons, comme de sa modération ; il ouvre à la santé, au bien-être, à la convivialité[93].

Gastronomie, émotions, rencontres, histoire de vies

JR. La nourriture, quand elle devient gastronomie, incite au lyrisme, à l'optimisme, à la bonté... J'espère avoir réussi à transmettre mon amour à travers la cuisine. Je crois que l'on ne peut pas faire de bonne cuisine sans amour.
J'ai une maxime pour les cuisiniers qui travaillent avec moi : Cuisiniez avec passion, comme si vous le faisiez

---

[93] Yann Cornil et Pierre Chandon, « Pleasure as an Ally of Healthy Eating? Contrasting Visceral and Epicurean Eating Pleasure and Their Association with Portion Size Preferences and Wellbeing », *Appetite* 104 (2016): 52-59, https://doi.org/10.1016/j.appet.2015.08.045. Ces auteurs ont publié deux échelles, évaluant par l'interrogatoire, pour l'une la tendance au plaisir épicurien de l'alimentation, pour l'autre le désir d'avoir de grosses parts pendant leurs repas (*preference for supersizing*). Les propositions explorant le plaisir épicurien de l'alimentation sont les suivantes : « *Si j'essaie, je peux clairement et aisément imaginer le goût de nombreux plats.... Mes amis disent que je suis un fin gourmet... La cuisine est une des formes majeures de l'art, comme la musique ou la peinture... J'aime discuter du goût de la nourriture avec mes amis... Il y a une quantité de beauté dans la nourriture... Je peux aisément trouver les mots pour décrire le goût de nombreux aliments... Plus que d'autres personnes, j'apprécie l'aspect, l'odeur, le goût, la texture en bouche des aliments* ».
Il existe bien sûr des liens entre la personnalité et le comportement alimentaire mais les études sur ce sujet sont encore balbutiantes. Voir Laura N van der Laan et Paul AM Smeets, « You Are What You Eat: A Neuroscience Perspective on Consumers' Personality Characteristics as Determinants of Eating Behavior », *Current Opinion in Food Science*, Sensory Sciences and Consumer Perception • Food Physics and Material Science, 3 (1 juin 2015): 11-18, https://doi.org/10.1016/j.cofs.2014.11.001.

pour votre mère ou votre petite amie. Feriez-vous pour elles la même cuisine ?
Oui, la cuisine est avant tout un acte d'amour et de générosité. J'ai en effet toujours en mémoire un geste d'amour de ma mère, qui prenait la miche de pain contre sa poitrine, puis faisait le signe de croix au dos pour nous tailler des tranches. Une famille de quatre enfants. Ce geste d'amour incroyable donnait l'impression de recevoir non seulement le pain, mais la substance quotidienne des mains de celle qui nous avait donné la vie.

Nous voyons combien l'évocation des émotions suscitées par la nourriture et son cortège de sensations suscite l'activation de notre mémoire, la mémoire dite épisodique, c'est-à-dire celle des évènements de la vie. Peut-être est-ce le moment de nous dire comment vous êtes devenu cuisinier. Car vous auriez pu aussi devenir prêtre…

JR. À l'âge de douze ans, je suis entré au petit séminaire, dans les Deux-Sèvres, à Mauléon, un village qui s'appelait autrefois Châtillon-sur Sèvre.
Je me sentais heureux, même si j'étais pensionnaire et que je ne sortais qu'une fois à Noël, et une autre à Pâques, pour deux à trois jours, ainsi que deux mois l'été. Mais à douze ans, ma famille et ma mère me manquaient énormément. Alors j'allais chercher de l'affection auprès des religieuses. Elles étaient particulièrement gentilles et attentives ; je crois qu'il y avait sûrement ce côté maternel et elles s'occupaient de tout et de nous. C'était très différent de la rigueur des prêtres qui enseignaient.
Entre les études et les prières, on était toujours sous tension. Le seul moment de détente, je le trouvais auprès des sœurs, en cuisine, lorsque je les aidais dans certaines préparations. Je peux dire que c'est vraiment là que j'ai fait mon entrée en cuisine. J'ai commencé à récurer les

casseroles, à laver la vaisselle, à peler les pommes de terre...

Chaque jour, il fallait deux ou trois volontaires pour aider les religieuses, et je me dévouais, car je préférais de loin ce travail en cuisine à la lecture qu'il fallait entendre et faire à tour de rôle pendant le déjeuner et le dîner, même si ça me privait d'une partie du repas... Il faut dire que ce n'était pas très bon !

Mais, alors que j'avais réussi mon entrée au séminaire de Montmorillon, des problèmes familiaux mirent fin à mes études devenues trop chères dans ces circonstances. Il a fallu que je trouve un emploi pour vivre, et je me suis tout naturellement orienté vers la cuisine : j'avais à peine quinze ans.

J'ai commencé sur le tas, directement, avec un apprentissage de trois ans à temps complet en entreprise, au Relais de Poitiers, à Chasseneuil du Poitou. J'ai eu beaucoup de chance, car j'ai eu un maître d'apprentissage formidable qui s'appelait André Fort.

C'est vrai qu'en cuisine, j'avais un rôle modeste, mais très intéressant, parce que je participais à la création d'un nouvel établissement ; on était en 1960. Au début, c'était André Fort qui était en cuisine. Il a ensuite engagé un chef : Robert Auton, un type fabuleux, un ouvrier complet, un passionné pour son métier. Il savait tout faire, on lui donnait une carotte, un peu d'eau et il faisait quelque chose de merveilleux... Il savait tout faire... la pâtisserie, la charcuterie...

Même s'ils ne sont plus de ce monde, je voudrais profiter de l'occasion pour leur rendre hommage, car sans eux, je ne serais pas ce que je suis devenu aujourd'hui...

La vie est ainsi faite de rencontres, de séparations, de désordres du destin. La vie demande de vivre « maintenant », de toujours poursuivre sa route...Il y a

quelques instants, nous évoquions quelques bribes de notre passé. J'ai dû quitter l'Algérie à l'âge de 18 ans et très souvent me reviennent ces « nuits ruisselantes d'étoiles » et ces matins, si chers à Albert Camus qui semblaient être « les premiers matins du monde »... J'ai eu en médecine trois maîtres : le Docteur Tony Lainé, psychiatre, admiré et vénéré par ses malades, le Professeur Jean-Paul Lefèvre, neurologue, brillant clinicien doté d'une immense culture, le Professeur Yves Sudre, spécialiste en médecine interne, en diabétologie, en maladies infectieuses, passionné par son métier. Ils ne sont plus de ce monde, mais leur présence vibre souvent dans ma mémoire...Ce sont les rencontres qui construisent nos destinées.
Dans l'histoire des rencontres, il y a aussi les relations amoureuses qui rassemblent l'amour courtois et la sexualité comme les repas partagés rassemblent la gastronomie et la nutrition. Mais le repas partagé et plus précisément l'invitation à dîner peut être soit la manifestation, soit le prélude d'une relation amoureuse...

JR. C'est une façon de voir les choses, mais c'est vrai que, souvent, en tout cas à mon époque, bien souvent, une relation amoureuse débutait par une invitation à dîner.
Et on peut dire que toutes les sensations tactiles, olfactives, nécessaires au cuisinier, font partie de l'érotisme. Il y a une sensualité à chaque geste...

En somme, nous retrouvons l'hédonisme dans la préparation de la cuisine, dans le mets apporté sur la table et dans la convivialité d'un repas partagé dans une relation amicale comme dans une relation amoureuse...
Mais n'y aurait-il pas aussi l'approfondissement de la connaissance mutuelle que permet un repas partagé ? Le repas est une manifestation de la vie sociale et relationnelle ; il permet d'apprendre à mieux se connaître.

La manière de manger de quelqu'un peut en dire long sur lui : se précipiter sur un plat, la goinfrerie, ou au contraire la délicatesse, le fait de pouvoir ménager des pauses…

JR. Nous aussi, restaurateurs, nous découvrons ce que sont les gens à travers leur comportement quand ils sont à table. Et puis il faut aussi savoir repérer un certain nombre de signes. Par exemple, le vin : comment donner à un client un vin qui ne soit pas cher, ou un vin un peu plus cher…. Tenez, je vais vous apprendre quelque chose ! Vous regardez la montre ! En fonction de la montre, vous savez si vous devez proposer un vin pas cher ou si vous pouvez proposer un vin cher[94] *!*

Les restaurants, lieux de rencontres et de convivialité

Merci Monsieur Robuchon, pour cet intermède. Parlez-nous alors de ces lieux de rencontre et de convivialité que sont ces restaurants « l'Atelier ». Ils relèvent d'un concept que vous avez créé…

JR. J'ai créé mes restaurants « l'Atelier » dans un esprit de convivialité, cet esprit assez « cool », permettant justement de retirer ces barrières et de mettre à l'aise tout le monde.
À l'Atelier, le service est simple, à la limite, amical. On n'a pas peur de se tromper de couverts ou de faire une faute. Aussi, le fait d'être assis autour du comptoir favorise la rencontre, le contact, la communication et le partage…Aussi, même si je n'ai pas créé l'Atelier pour ces

[94] Sourires de l'assistance…. moment de détente, avant de reprendre le fil du discours….

raisons, j'aime à croire qu'un premier dîner à l'Atelier ne peut qu'être favorable à une suite dans une histoire qui débute. D'ailleurs vous ne pouvez sans doute pas vous imaginer du nombre de personnes qui se rencontrées dans mes Ateliers et qui par la suite se sont mariées.

Et un repas qui se passe mal peut alors clore une relation. Il faut dire qu'au cours d'un repas les regards qui s'échangent sont une occasion privilégiée d'abord de lire les émotions exprimées par le visage, avec bien entendu aussi la coloration émotionnelle de la voix que l'on appelle la prosodie émotionnelle. Mais il y a davantage encore. Les regards qui s'échangent ouvrent à l'intersubjectivité. Au-delà des émotions de base exprimées par le visage, il existe d'abord cette capacité à attribuer à Autrui des états mentaux et notamment des émotions nuancées (*l'Autre me semble intrigué... apaisé... détendu... perplexe... enchanté....) :* c'est ce qu'on appelle la théorie de l'esprit et plus précisément la théorie de l'esprit affective. Elle permet d'accéder à l'empathie qui désigne notre capacité non seulement à détecter ce que ressent et pense Autrui mais aussi à se « mettre à sa place ». Dans une relation amoureuse ou amicale, il faut bien sûr se sentir en harmonie avec les pensées, les émotions, les intentions de l'Autre, être heureux de ce qu'il ressent. Sinon…

JR. Il faut aussi que je vous dise... Je suis marié depuis plus de cinquante ans... Autant vous dire que les premiers repas en amoureux me paraissent préhistoriques... Mais, si je devais rencontrer quelqu'un aujourd'hui, il est certain que le fait de partager cette passion pour la cuisine, si cette personne aime manger, cuisiner, recevoir, essayer de nouveaux restaurants, je pense que je serais conquis...

Chapitre 5. Flaveurs : des émotions à la mémoire

Les structures cérébrales impliquées dans la mémoire sont étroitement connectées aux circuits émotionnels.

Savoir et se souvenir ou mémoire sémantique et mémoire épisodique

Il faut auparavant distinguer deux grands types de mémoires. La mémoire dite sémantique n'est pas particulièrement concernée par les émotions. Elle renvoie aux connaissances dont peut exciper le sujet et qui reflètent ce que l'on peut appeler ses compétences ou sa culture : on peut aussi l'appeler mémoire didactique et il s'agit essentiellement d'une mémoire verbale. La formation scolaire, universitaire, professionnelle, la culture dite générale meublent ainsi notre mémoire de souvenirs qui s'émancipent de leurs coordonnées spatio-temporelles. On peut ainsi dire que Ravaillac a tué Henri IV, que la circonférence d'un cercle est égale à $2 \pi r$ sans savoir ni l'instant ni le lieu où ces connaissances ont été acquises. En somme, la mémoire sémantique est un savoir. C'est cette mémoire sémantique qui permet au chef comme à toute personne faisant de la cuisine, de connaître les proportions relatives de chaque ingrédient, mais plus banalement de connaître une gamme étendue de légumes, de viandes, de poissons, de fromages, d'épices, d'huiles, de vinaigres, bref toutes ces pierres dont la cuisine fera un édifice. Et que dire des connaissances innombrables qu'il faut engranger sur les vins, les terroirs, parfois les particularités de l'exposition des sols, les méthodes de vinification et même le nom de certains vignerons.

La mémoire épisodique, que Bergson appelait la mémoire pure[95] et Tulving[96] la mémoire autonoétique se manifeste par les souvenirs. Ils permettent de revivre des évènements passés, de les situer dans le temps et dans l'espace. Ils permettent ainsi de faire un « voyage mental dans le temps », et de revivre les émotions attachées aux évènements. Le rappel des souvenirs témoigne donc de l'histoire identitaire de chacun ou encore de ce que Paul Ricœur appelait notre identité narrative[97] qui désigne cette capacité humaine à raconter des évènements de sa vie, à mettre sa vie en récit. Les émotions accompagnent les souvenirs, mais elles peuvent aussi provoquer quasi automatiquement le rappel des souvenirs. C'est une nouvelle fois l'occasion de citer « la petite madeleine » de Proust :

> *« Il y avait déjà bien des années que, de Combray, tout ce qui n'était pas le théâtre et le drame de mon coucher, n'existait plus pour moi, quand un jour d'hiver, comme je rentrais à la maison, ma mère, voyant que j'avais froid, me proposa de me faire prendre, contre mon habitude, un peu de thé. Je refusai d'abord et, je ne sais pourquoi, me ravisai. Elle envoya chercher un de ces*

---

[95] Henri Bergson, *Matière et mémoire: Essai sur la relation du corps à l'esprit* (Paris, France: F. Alcan, 1896).

[96] « La mémoire épisodique : de l'esprit au cerveau », *Revue Neurologique*, Neuropsychologie des démences, 160, n° 4, Part 2 (1 avril 2004): 9-23, https://doi.org/10.1016/S0035-3787(04)70940-6.

[97] P. Ricœur, *Soi-même comme un autre*, Points. Série Essais 330 (Paris: Éd. du Seuil, 1996).

gâteaux courts et dodus appelés Petites Madeleines qui semblent avoir été moulés dans la valve rainurée d'une coquille de Saint-Jacques. Et bientôt, machinalement, accablé par la morne journée et la perspective d'un triste lendemain, je portai à mes lèvres une cuillerée du thé où j'avais laissé s'amollir un morceau de madeleine. Mais à l'instant même où la gorgée mêlée des miettes du gâteau toucha mon palais, je tressaillis, attentif à ce qui se passait d'extraordinaire en moi. Un plaisir délicieux m'avait envahi, isolé, sans la notion de sa cause. Il m'avait aussitôt rendu les vicissitudes de la vie indifférentes, ses désastres inoffensifs, sa brièveté illusoire, de la même façon qu'opère l'amour, en me remplissant d'une essence précieuse: ou plutôt cette essence n'était pas en moi, elle était moi. J'avais cessé de me sentir médiocre, contingent, mortel. D'où avait pu me venir cette puissante joie? Je sentais qu'elle était liée au goût du thé et du gâteau, mais qu'elle le dépassait infiniment ne devait pas être de même nature. D'où venait-elle? Que signifiait-elle? Où l'appréhender? (...) Et tout d'un coup le souvenir m'est apparu. Ce goût c'était celui du petit morceau de madeleine que le dimanche matin à Combray (parce que ce jour-là je ne sortais pas avant l'heure de la messe), quand j'allais lui dire bonjour dans sa chambre, ma tante Léonie m'offrait après l'avoir trempé dans son infusion de thé ou de tilleul... Mais, quand d'un passé ancien rien ne subsiste, après la mort des êtres, après la destruction des choses, seules, plus frêles, mais plus vivaces, plus immatérielles, plus persistantes, plus fidèles, l'odeur et la saveur restent encore longtemps, comme des âmes, à se rappeler, à attendre, à espérer, sur la ruine de tout le reste, à porter sans fléchir, sur leur gouttelette presque impalpable, l'édifice immense du souvenir.

Flaveurs, émotions et souvenirs de toute histoire de vie : la mémoire autobiographique olfactive

En relisant ce texte, on constate que le goût de la madeleine trempée dans le thé éveille d'abord une émotion décrite comme un tressaillement, puis comme un plaisir délicieux, puis comme une puissante joie qui interroge Proust. Ce n'est que secondairement, après avoir ressenti cette émotion à la fois douce et intense, que le souvenir surgit, de manière décalée. Le goût et l'olfaction, en somme les flaveurs, sont ainsi des inducteurs d'émotions et de souvenirs. Les circuits cérébraux de la mémoire et des émotions sont étroitement interconnectés, et il en est de même des voies olfactives et des circuits émotionnels[98].

[98] par l'intermédiaire, notamment, de l'amygdale, petite structure cérébrale arrondie, située dans le lobe temporal et étroitement connectée à l'hippocampe, très proche d'elle et qui est une structure-clé de la mémoire épisodique. C'est grâce à ces deux structures connectées que les évènements sont mémorisés dans leur contexte émotionnel. C'est aussi grâce à elles que les souvenirs sont rappelés

On comprend dès lors pourquoi les flaveurs sollicitent conjointement ou en cascade les émotions et la mémoire épisodique. Et c'est ce que Proust exprime en constatant que ces quelques miettes de madeleine mouillée avec leur odeur et leur saveur portent « l'édifice immense du souvenir ». Les aliments, les boissons participent ainsi de cette extraordinaire puissance évocatrice des odeurs, quelle que soit leur origine. Et ces expériences ne sont pas réservées à une minorité : elles sont universelles. On peut ainsi trouver pêle-mêle sur le site d'un fabricant de lessives, ces échanges sur la mémoire olfactive[99] :

La mandarine...et c'est ma grand-mère que je sens près de moi

Les odeurs provenant de la cuisine où mes parents cuisinaient. Les souvenirs de là où on habitait ça fait longtemps maintenant, mais les souvenirs restent: c'est beau.

---

avec leur cortège émotionnel et qu'en outre la réactivation d'une émotion sous l'effet d'un parfum peut générer de manière automatique des souvenirs. D'ailleurs l'imagerie cérébrale a pu montrer que le surgissement de souvenirs (donc la mobilisation de la mémoire épisodique autobiographique) en présence d'une odeur active électivement l'amygdale, mais aussi le gyrus parahippocampique, ce qui témoigne des interactions neuronales entre l'amygdale (émotions) et l'hippocampe (mémoire épisodique) : Rachel S. Herz et al., « Neuroimaging Evidence for the Emotional Potency of Odor-Evoked Memory », *Neuropsychologia* 42, n° 3 (2004): 371-78, https://doi.org/10.1016/j.neuropsychologia.2003.08.009.

[99] https://cercleambassadeurs.enviedeplus.com/fr/projets/dash-lenor/blog/doux-parfums?page=1

L'odeur de lavande dans les armoires ..... Un vrai plaisir ! Merci maman! Et l'odeur du café de mon grand-père ! Que de souvenirs !

Les odeurs de l'enfance comme le pain fraîchement sorti du four ou de fleur d'oranger quand nous faisons les gâteaux de l'Aïd. Toutes ces odeurs ont un effet réconfort que je ne saurais expliquer.

L'odeur du café le matin, celui qui coule de la cafetière et qui vous fait savoir que votre journée commence bien puisque vous allez boire ce petit élixir magique qui vous met en forme. La même odeur que chez mes parents, quand mon papa préparait le café le matin et mettait un vinyle de Jacques Brel pour un réveil tout en douceur de la famille.

Ce sont ainsi des fragments de notre propre histoire que les parfums et les flaveurs permettent de faire surgir en pleine conscience, souvent d'ailleurs accompagnés en écho d'autres émotions secondaires comme la nostalgie, sentiment mêlé de douceur et d'amertume, et bien d'autres comme le calme, la sérénité, l'attendrissement, l'excitation, l'euphorie, la tristesse, l'apaisement qui s'ajoutent à l'émotion esthétique, teintée d'hédonisme (*ce petit élixir magique*). Les souvenirs sont en effet une rencontre avec soi-même, avec sa propre histoire, avec celles et ceux que l'on a rencontrés, aimés, comme aussi peuvent surgir des souvenirs désagréables, d'un plat que l'on hume et qui renvoie à des saveurs détestées avec des souvenirs teintés cette fois d'émotions négatives comme le souvenir de ce repas d'enfance où il avait fallu terminer d'ingurgiter avec des hoquets répulsifs et pleurards cette assiette de soupe ! C'est à juste titre que, déjà, Saint-Augustin soulignait que c'est « dans l'immense palais de ma mémoire » que « je me rencontre moi-même, que je me souviens de moi-même, de ce que j'ai fait, du moment, de l'endroit où je l'ai fait, des dispositions affectives où je me trouvais en le faisant ; c'est là que se tiennent tous mes souvenirs[100] ».

C'est donc, à juste titre, Joël Robuchon que vous avez dit tout à l'heure : *l'olfaction dans la gastronomie est importante aussi dans l'activation des souvenirs, de la mémoire ; certaines odeurs nous feront penser à notre enfance... et provoqueront des émotions.* En effet, nous pouvons activer notre mémoire autobiographique de deux manières[101]. La première procède d'une recherche active, volontaire et élaborée de souvenirs ; c'est ce qui se produit par exemple quand on sollicite quelqu'un par le canal verbal : je pourrai ainsi vous demander de me raconter un évènement de votre enfance ou encore votre premier voyage en Espagne. Par contre certaines stimulations sensorielles, comme la musique, les saveurs et les odeurs induisent l'activation et le rappel immédiats, directs, sans effort, quasi automatiques, d'informations autobiographiques intimement associées aux perceptions musicales ou olfactives. Ce qu'on peut appeler la « mémoire autobiographique » olfactive a fait l'objet en neurosciences de nombreuses études qui peuvent intéresser les gastronomes. En effet, les stimulations

---

[100] Augustin (Saint), *Les Confessions*, (Paris: Éditions Garnier Frères, 1937), VIII.

[101] Martin A. Conway, « Memory and the self », *Journal of Memory and Language* 53, n° 4 (octobre 2005): 594-628, https://doi.org/10.1016/j.jml.2005.08.005.

olfactives activent électivement le rappel de souvenirs anciens et tout particulièrement de souvenirs d'enfance (avec un « pic » pour les dix premières années de la vie) alors que le rappel de souvenirs sollicités par des informations verbales ou visuelles intéresse préférentiellement la période de vie entre 11 et 20 ans[102]. Ainsi, c'est très tôt dans la vie que des odeurs se lient, s'associent à des évènements, à des expériences qui surgiront sous forme de souvenirs tout au long de l'existence dès que nous serons à nouveau mis en présence des mêmes odeurs[103], des mêmes flaveurs. Les souvenirs induits par les odeurs s'accompagnent aussi d'un sentiment plus intense d'être « transporté dans le temps » et de revivre ces expériences ou ces évènements passés ; ils s'accompagnent aussi de vibrations émotionnelles plus marquées. Ces constatations illustrent les connexions très étroites d'une part entre les structures cérébrales qui gèrent les émotions et celles qui gèrent la mémoire, d'autre part entre les structures olfactives et le « cerveau émotionnel »[104]. Ainsi s'expliquent les liens tissés tout au

---

[102] Johan Willander et Maria Larsson, « Smell Your Way Back to Childhood: Autobiographical Odor Memory », *Psychonomic Bulletin & Review* 13, n° 2 (avril 2006): 240-44.

[103] Yaara Yeshurun et al., « The Privileged Brain Representation of First Olfactory Associations », *Current Biology: CB* 19, n° 21 (17 novembre 2009): 1869-74, https://doi.org/10.1016/j.cub.2009.09.066.

[104] Maria Larsson et al., « Olfactory Lover: behavioral and neural correlates of autobiographical odor memory », *Frontiers in Psychology* 5 (2014): 312, https://doi.org/10.3389/fpsyg.2014.00312. En effet, d'une manière générale, les informations et les évènements chargés d'émotions sont mieux mémorisés que les évènements émotionnellement neutres. Ceci a pu être montré de manière simple : en faisant apprendre des listes de mots, on a constaté que l'on peut retenir davantage de mots « émotionnels » que de mots « neutres » : la différence des performances d'apprentissage est désignée sous le nom

long de la vie entre les émotions, la mémoire et le système olfactif[105].

Or après avoir évoqué précisément le rôle de l'olfaction dans l'activation des souvenirs d'enfance avec leurs émotions, vous avez ajouté : « *Ce sont souvent ces émotions qu'un cuisinier essaie de retrouver ou de transmettre* ». Ainsi, le chef, quand il cuisine, quand il crée, quand il conçoit une recette, ne mobilise pas que son savoir et ses compétences techniques. Il mobilise aussi sa propre histoire de vie, sa mémoire, ses émotions…. Que se passe-t-il dans son cerveau ?

---

de delta émotionnel et elle concerne aussi bien les mots chargés d'émotions négatives (crime, prison …) que les mots chargés d'émotions positives (cadeau, champion ….). Cela est lié aux connexions entre l'amygdale, noyau situé dans la partie antérieure du lobe temporal qui est une structure clé dans la gestion émotionnelle, et proche d'elle, l'hippocampe qui est un acteur majeur de la mémorisation. Cet effet facilitateur du contexte émotionnel sur la mémorisation est ainsi attribué à une action modulatrice de l'amygdale sur l'hippocampe. En effet chez les malades atteints de lésions amygdaliennes bilatérales, la majoration des performances mnésiques des mots ou des images ayant une charge émotionnelle n'est plus observée. En outre les fibres nerveuses olfactives issues des bulbes olfactifs ont des projections directes sur l'amygdale qui fait elle-même partie des structures cérébrales permettant la gestion des émotions et que l'on désigne sous le nom de système limbique. Voir aussi Roger Gil et Michel Wager, *Traité pratique de neuropsychologie clinique de l'adulte*, Elsevier, Paris, 2021.

[105] C'est donc cet effet facilitateur de l'olfaction sur l'activation de la mémoire autobiographique qui est utilisé chez les personnes atteintes de maladie d'Alzheimer (voir plus loin).

Chapitre 6. Le chef et sa cuisine

JR. La cuisine est une histoire de mémoire, d'éducation, d'émotion et de goûts forgés à coup de plats préparés avec cœur.

L'art de cuisiner

JR. L'art du cuisinier, c'est de valoriser les arômes, les saveurs et les goûts propres des produits. Pour moi, lorsqu'on mange du homard, il faut qu'il ait le goût du homard. Le cuisinier se doit de souligner, de rehausser la saveur naturelle d'un ingrédient, il n'a pas le droit de la masquer, de l'éliminer, de la détruire....
Quand je vois un produit qui me plaît, je pense à la recette, et les meilleures recettes, c'est la nuit que je les imagine. Je m'endors en pensant à ma recette, je me réveille souvent dans la nuit, et je prends des notes, et souvent au matin, j'ai la solution, la recette aboutie. Un peu à la manière des champignons rosés des prés, lesquels, après un choc thermique la nuit, sortent de terre au lever du jour.
Puis je vais dans mon Atelier, et, avec mon collaborateur Éric Bouchenoire, lui aussi Meilleur Ouvrier de France[106]*, nous commençons les essais... Il ne suffit souvent de pas grand-chose.*
Avant le premier essai, je ne sais pas comment vous l'expliquer, mais j'arrive dans ma tête à savoir le goût que va avoir la préparation, ce que va donner cette épice...

---

[106] Il reçut ce titre prestigieux en 2000 et il fut le plus proche collaborateur de Joël Robuchon qui avait été Meilleur ouvrier de France en 1976.

sur ce produit... avec cette sauce... J'ai déjà le goût dans la tête.

Prenons l'exemple de votre purée. On peut lire que vous avez donné à la purée ses « lettres de noblesse »[107]. Elle est devenue « légendaire »[108]. Or ce plat a ses racines dans votre enfance : vous nous avez dit qu'au petit séminaire à Mauléon, vous aidiez les sœurs à éplucher les pommes de terre. Et il y avait aussi les souvenirs des purées de votre enfance. En 2012, à Poitiers, vous avez déclaré à la *Nouvelle République*[109] :

> *Quand je me suis installé en 1981, la pomme de terre était bannie des plus grands restaurants. Moi, j'ai fait une tête de cochon en plat canaille à la carte et j'ai voulu l'accompagner d'une bonne purée. C'était à l'époque où plus personne n'en faisait ; il n'y avait que les sachets de Mousseline chez les particuliers ! Et les habitués de la gastronomie ont redécouvert la purée de leur grand-mère, le New York Times s'est emparé du phénomène et j'ai*

[107] https://www.puree-maison.com/puree-de-pomme-de-terre/robuchon

[108] https://www.rtbf.be/info/societe/detail_la-recette-de-la-puree-legendaire-de-joel-robuchon-en-10-etapes-simples?id=9989447

[109] Baptiste Bize. Joël Robuchon : « J'ai la nostalgie de Poitiers! »; 29 septembre 2012 ; La Nouvelle République.fr. https://www.lanouvellerepublique.fr/poitiers/joel-robuchon-j-ai-la-nostalgie-de-poitiers

proposé la même recette partout dans le monde.

JR. Des nourritures de l'enfance, la pomme de terre est sans aucun doute une de celles donc chacun garde le plus de souvenirs.
Je suis ravi que ce soit une recette toute simple, une purée de pommes de terre qui ait le plus contribué à mon renom...
Car cela reflète toute l'idée et toute l'image que je me fais de la cuisine : une cuisine simple, savoureuse grâce à d'excellents produits et à une bonne maîtrise technique. D'ailleurs, je suis de ceux qui pensent qu'il ne faut pas juger la qualité d'un chef sur les plats les plus complexes et les plus élaborés, mais sur les plus simples.
Au début, j'opérais avec de la bintje. Puis, ce fut un banc d'essai à l'aveugle et très détaillé, de 22 sortes de pommes de terre, avec des journalistes gastronomiques et avec Pierre Perret, brillant gastronome : il avait fait livrer des petites rattes à peau très fine, de chez Jean-Pierre Clot, un producteur proche de chez lui, à Provins.
Ce fut une révélation : la ratte, avec son goût de châtaigne et sa texture, pas connue à l'origine pour faire la purée, surclassa toutes les autres. Et c'est comme cela qu'a débuté la purée de pommes de terre « Joël Robuchon ».

Vous avez dit des choses importantes. On peut retenir d'abord que les meilleures recettes, c'est la nuit que vous les imaginez. Pas quand vous rêvez, mais avant. Et cela fait penser à ce qui a été pendant longtemps une description littéraire : il s'agit de la rêverie. La littérature introspective avait perçu l'alternance (nécessaire ou heureuse) de la rêverie avec les activités mentales captant l'attention. C'est ainsi qu'Amiel, admirateur de Jean-Jacques Rousseau pouvait écrire : « la rêverie est le dimanche de la pensée[110] ». C'était déjà exprimer une vision positive de la rêverie longtemps perçue comme secondaire à un fléchissement intempestif de l'attention ! Or, depuis, les neurosciences ont pu montrer les effets bénéfiques de la rêverie. En effet, contrairement à ce que l'on a pu longtemps penser, le cerveau ne peut jamais rester inactif. Les techniques modernes d'imagerie du cerveau, visualisant son métabolisme, ont pu montrer qu'au repos, c'est-à-dire lorsqu'il n'est engagé dans aucune tâche sollicitant expressément son attention, certaines structures cérébrales, fonctionnant en interconnexion[111], sont alors le siège d'une activité qui s'estompera quand le sujet s'engagera dans une nouvelle tâche : elles constituent le réseau dit du « mode par défaut ». C'est lui qui suscite, sur un fond d'attention flottante, la rêverie faite de souvenirs autobiographiques, de projections dans le futur, de pensées imaginaires et imagées. Ainsi ce réseau, engagé dans l'introspection, assure la cohérence entre le présent, la mémoire autobiographique (notre conscience de Soi, notre histoire) et la projection vers le futur.

En outre, ce plat que vous n'avez pas fait, vous l'imaginez, vous savez le goût qu'il va avoir, vous faites au présent le pont entre votre passé et ce qui n'est pas encore advenu : c'est ce qui s'appelle la mémoire du futur.

---

[110] Henri-Frédéric Amiel, *Fragments d'un journal intime*, vol. 1, 2 vol. (Genève: Georg & C°, 1905), https://archive.org/stream/fragmentsdunjou01amiegoog#page/n11/mode/2up. « La réflexion dissout la rêverie et brûle ses ailes délicates…La rêverie comme la pluie des nuits, fait reverdir les idées fatiguées et pâlies par la chaleur du jour… La rêverie est le dimanche de la pensée ».

[111] K Mevel et al., « Le réseau cérébral par défaut », *Rev Neurol (Paris)* 166, n° 11 (2010): 859-72.

Malebranche [112] avait sans doute tort (avec bien d'autres) de dire que l'imagination était la folle du logis. Elle peut aussi en être la muse, la fée et que serait la créativité sans imagination !

La cuisine et ses exigences éthiques

Et ainsi au départ de votre recette, il y a ces émotions surgies de votre histoire qui agissent comme un moteur. Oui ces affects sont mobilisateurs. Mais dans les décisions successives qui vont aboutir à la création, à la recette aboutie, la raison n'est pas absente ! Vous vous assignez des « normes » dont on pourrait dire, en référence à Emmanuel Kant qu'elles sont pour vous des « impératifs catégoriques[113] » : « L'art de cuisiner, c'est de valoriser les arômes, les saveurs.... Lorsqu'on mange du homard, **il faut** qu'il ait le goût de homard... le cuisinier **se doit** de.... La raison n'est pas absente, car vous vous imposez une planification rigoureuse des étapes de la création : vous faites des essais avec Eric Bouchenoire, vous faites un essai comparatif de 22 sortes de pommes de terre avant de choisir la ratte... Vous insistez sur l'association « d'excellents produits » et « d'une bonne maîtrise technique ». Et en même temps, la vie émotionnelle est toujours là en contrepoint : vos plats sont préparés « avec cœur » et ils habitent votre vie imaginaire. On voit bien, comme dans toute créativité artistique, par exemple musicale et picturale, cette harmonie à trouver entre les processus émotionnels et les processus rationnels. Et enfin, sans prétendre épuiser le sujet, on perçoit toujours

---

[112] Malebranche, De la Recherche de la vérité, 1674-1675.

[113] Emmanuel Kant, *Fondements de la métaphysique des mœurs*, trad. par Victor Delbos (Paris: Librairie Delagrave, 1991).

en contrepoint votre éthique qui vous incite à repérer, à discerner les interrogations nécessaires à un travail bien fait, respectueux des produits et des personnes que vous avez mission de régaler.... C'est sans doute pour toutes ces raisons que vous avez déclaré le 11 juin 2009 à *l'Express* :

> *À part quelques expériences intéressantes, la grande cuisine française m'emmerde... Les plats sophistiqués à l'extrême, les nappes matelassées, l'argenterie, le ballet de trois garçons pour vous servir une assiette et les additions stratosphériques, j'ai assez donné. Il y aura toujours une place pour ce genre d'établissement, mais les clients exigent désormais plus de simplicité, quels que soient leurs moyens*[114]...

JR. Pour nourrir, on détruit toujours une vie, que ce soit un animal, un poisson, voire même un légume qui pousse. Quand on prend conscience de cela, personnellement, en tant que cuisinier, j'ai le devoir de traduire ce sentiment par le respect du produit, son authenticité. Il me paraît naturel de ne pas avoir le droit de changer son goût naturel à mon gré.

Tout ce que vous dites confirme le souci éthique qui vous habite et à nouveau vous parlez de « devoir », de

---

[114] François-Régis Gaudry. Joël Robuchon: "La grande cuisine française m'emmerde". L'Express/Styles de vie. Publié le 11/06/2009 à 09:12 , mis à jour le 06/08/2018 ; https://www.lexpress.fr/styles/saveurs/joel-robuchon-la-grande-cuisine-francaise-m-emmerde_766598.html

« respect » du « produit » qui est toujours une vie détruite. Le terme respect vient du latin *respicio* qui veut dire regarder, ou mieux poser son regard, en arrêtant sa route comme témoignage d'une considération : c'est donc prêter attention à ce produit, qui va devenir nourriture et qui doit être traité avec égards pour conserver son authenticité. Et la simplicité est alors l'entreprise la plus exigeante, la plus difficile.... Et vous parlez de conscience, car vous sentez que votre responsabilité est engagée. Il s'agit de la responsabilité au sens le plus noble du terme, celle qui vous engage par rapport à vous-même : vous vous sentez capable, comme disait Paul Ricœur[115], d'un pouvoir faire, d'une puissance d'agir et en même temps vous revendiquez votre responsabilité d'agir, car vous voulez vous reconnaître dans ce que vous faites.

JR. Faire simple, c'est plus compliqué, car vous ne pouvez pas tromper... Une préparation sophistiquée, les non-initiés vont trouver ça extraordinaire... Or un bon plat, c'est celui que vous appréciez encore davantage le lendemain, et le surlendemain et les jours suivants...Il y a des plats nouveaux qui peuvent épater, que l'on déclare excellents. Mais ces plats, goûtés le lendemain, apparaissent moins intéressants... et le surlendemain, on n'en a plus envie.

Technique, émotion, devoir à l'égard du produit sont aussi rassemblés dans vos raviolis de langoustine, préparation

[115] Paul Ricœur, *Parcours de la reconnaissance: trois études* (Paris: Stock, 2004).

qui a accompagné vos débuts de cuisinier-restaurateur en 1981, au Jamin, à Paris[116]…

JR. On m'identifie souvent à ce plat de raviolis de langoustines *accompagnées de leur bouillon de légumes lié avec un peu de foie gras frais, de truffe et où la cuisson court-bouillon préserve le goût subtil de la langoustine. C'est un produit très fin qui n'est pas très facile à cuisiner si on veut garder ses saveurs.*
J'apprécie cette élégante préparation émotionnelle, ce mariage langoustines et truffe qui dégage de délicieux arômes, une fusion terre et mer assemblées.
Nous avons parlé à plusieurs reprises d'odeurs. Et combien de fois on m'a rapporté que des gens, quand ils entrent dans une cuisine, disent : « La cuisine doit être bonne, ça sent bon ! ». Et là, je m'interpelle et je me dis : « Ce n'est pas un bon cuisinier ». Parce que le métier de cuisinier, c'est justement de fixer les odeurs sur le produit... et si les odeurs se sont échappées du produit, la préparation aura moins de goût. C'est cette précision que je souhaitais donner. Mais peut-être ne suis-je pas normal ?

En somme, ce qui est dehors ne peut plus être dedans…..

Flaveurs et maladie d'Alzheimer

Je souhaiterais aussi évoquer les conséquences sur l'olfaction et le goût, de certaines maladies du cerveau et notamment de la maladie d'Alzheimer. Il faut éviter de réduire la maladie d'Alzheimer à des déficits de la

---

[116] Joël Robuchon. Raviolis de langoustines aux truffes. Académie du goût ; https://www.academiedugout.fr/recettes/ravioli-de-langoustines-aux_1095_2

mémoire, du langage, de l'activité gestuelle. Il faut apprendre à observer ce que ces personnes gardent comme capacités. Même si les malades ont des difficultés pour identifier certaines émotions, ils ne sont pas pour autant dépourvus d'un ressenti émotionnel[117]. Même si les malades ont des difficultés pour discriminer, identifier, nommer des odeurs[118], cela ne veut pas dire qu'ils ne les perçoivent pas ou encore que les odeurs, isolées ou associées à des saveurs, les laissent indifférents. De plus, même si ces malades n'ont pas les performances de sujets normaux pour traiter les informations olfactives et plus globalement les flaveurs, il faut toujours tenir compte aussi des troubles du langage et de la mémoire de travail observés dans la maladie d'Alzheimer. En effet, quand on leur demande de reconnaître une odeur qu'on leur fait d'abord sentir avant de la présenter à nouveau parmi

---

[117] R. Gil et E. -M. Arroyo-Anllo, « Émotions et maladie d'Alzheimer : neuropsychologie et enjeux éthiques », *NPG Neurologie - Psychiatrie - Gériatrie* 19, n° 112 (1 août 2019): 233-40, https://doi.org/10.1016/j.npg.2019.04.003.

[118] (M.) Naudin, Mondon (K.), et Atanasova (B.), « Maladie d'Alzheimer et olfaction. », *Geriatr Psychol Neuropsychiatr Vieil* 11, n° 3 (2013): 283-93. Il n'est pas prouvé qu'il existe une élévation du seuil de détection des odeurs dans la maladie d'Alzheimer, les études réalisées ayant donné des résultats contradictoires. Une élévation du seuil de détection des odeurs indiquerait une atteinte des cellules nerveuses olfactives de la muqueuse nasale ou de leurs prolongements jusqu'au bulbe olfactif. Par contre il est vrai que le traitement des informations olfactives par le cerveau est déficitaire dans la maladie d'Alzheimer, ce qui peut aboutir à des difficultés, comparativement à des sujets normaux, pour discriminer, identifier, nommer des odeurs étudiées isolément, ou intégrées dans des aliments « mis en bouche » : les saveurs sont donc alors une intrication complexe du goût et de l'olfaction que l'on désigne sous le nom de flaveurs. Voir par exemple E Broggio et al., « Étude du goût dans la maladie d'Alzheimer », *Rev Neurol (Paris)* 157, n° 4 (2001): 409-13.

d'autres odeurs, on conçoit bien que cette épreuve nécessite qu'ils maintiennent en mémoire « de travail » l'odeur initialement présentée, mais qui peut avoir été oubliée. Quand on leur demande de nommer une odeur qui leur est présentée ou un aliment mis en bouche, les difficultés de dénomination peuvent procéder non de troubles du traitement des informations sensorielles, mais de troubles du langage qu'il s'agisse d'un manque du mot ou de l'utilisation d'un mot pour un autre. Mais, même s'il existe des troubles de la discrimination ou de l'identification des informations olfactives, la mise en présence d'odeurs induit, chez les malades atteints d'Alzheimer, comme chez les personnes indemnes de lésions cérébrales, la résurgence involontaire, automatique de souvenirs autobiographiques. Cette constatation est très précieuse. On sait en effet que la maladie d'Alzheimer altère électivement la mémoire épisodique, donc cette capacité à revivre par le souvenir des expériences passées. La mémoire autobiographique, qui nous permet de nous souvenir et donc de raconter des évènements de notre vie, rassemble en fait deux types de mémoires. Il y a certes d'abord la mémoire épisodique. Mais notre autobiographie est aussi composée d'une mémoire sémantique, c'est-à-dire de connaissances sur nous-mêmes qui n'impliquent pas de reviviscence du passé avec ses émotions et son contexte de survenue dans le temps et dans l'espace. Ainsi dire que l'on a été tous les ans en vacances au bord de la mer relève de la mémoire sémantique. Par contre, raconter les premières vacances vécues au bord de la mer relève de la mémoire épisodique. Et la mémoire sémantique est plus résistante à la maladie d'Alzheimer. On a pu ainsi constater que ces malades avaient des difficultés pour se souvenir des évènements de leur vie, en commençant, au début de la maladie, par les plus récents et en remontant ensuite le cours du temps, les évènements anciens étant les plus longtemps préservés[119]. De toute façon les souvenirs de ces malades sont moins nombreux, moins détaillés, moins bien localisés dans le temps, moins riches en émotions. Il arrive même que, quand on présente par exemple à ces malades une photographie de l'un de leurs lieux de vacances, ou d'une rencontre professionnelle ou familiale, ils peuvent acquiescer, sourire, approuver, en somme ressentir à la vue de la photographie, un sentiment de familiarité (qui concerne en fait la mémoire sémantique) sans qu'ils ne soient capables de revivre cet évènement par le souvenir. En somme, ils savent, mais ils ne se rappellent pas : on dit aussi que les souvenirs ont tendance à se « sémantiser »[120]. Ainsi donc, alors que ces malades ont beaucoup de difficultés pour revivre, par le souvenir, des évènements passés quand on les sollicite verbalement ou en montrant des images ou des photographies, certaines stimulations sensorielles comme la musique ou l'olfaction sont toujours capables d'activer de manière automatique leur mémoire épisodique : des évènements anciens surgissent alors de leur passé ; il suffit de leur demander de raconter un évènement de leur vie après qu'on les ait priés de « sentir » par exemple le parfum d'une huile essentielle (comme celui du café ou de la vanille). Le souvenir surgit très rapidement, sans effort cognitif, avec un cortège émotionnel et un sentiment de voyager dans le temps plus intenses que quand l'évènement est évoqué sur stimulation verbale. On retrouve donc chez ces malades la séquence « odeur-

---

[119] Il s'agit de la loi de Ribot établissant le gradient temporel affectant la dissolution progressive de la mémoire (1881).

[120] P. Piolino, « À la recherche du self : théorie et pratique de la mémoire autobiographique dans la maladie d'Alzheimer », *L'Encéphale* 34, n° 52 (2008): 77-88.

émotion-souvenir[121] que l'on observe chez les sujets normaux. En étant ainsi capables de faire le récit d'évènements de leur vie, en retrouvant des séquences de leur bibliographie, ils renouent avec leur histoire identitaire et renforcent ainsi leur « sentiment de Soi », leur conscience de soi[122] mis à l'épreuve par la maladie. Il s'agit donc de « thérapies par réminiscence » qui ne prétendent pas guérir la maladie, dont les résultats ne sont peut-être pas durables, mais qui montrent que soigner les personnes atteintes de maladie d' Alzheimer, c'est aussi les accompagner, leur rendre la vie moins difficile, les aider à vivre.
Dans le domaine alimentaire, des établissements pour personnes âgées ont pu constater que la mise à disposition des résidents de « bouchées » qu'ils peuvent saisir entre le pouce et l'index stimule leur appétit et a permis aussi de remédier à la dénutrition. Ces bouchées pourvues de grandes qualités nutritives sont faites d'aliments broyés et remis en forme avec une texture adaptée permettant de les prendre en bouche et de les déglutir facilement[123]. Elles ont aussi de hautes qualités esthétiques avec des formes et des couleurs variées. Il a été de plus montré que les

---

[121] Mohamad El Haj et al., « From Nose to Memory: The Involuntary Nature of Odor-Evoked Autobiographical Memories in Alzheimer's Disease », *Chemical Senses* 43, n° 1 (25 2017): 27-34, https://doi.org/10.1093/chemse/bjx064.

[122] Eva M. Arroyo-Anlló, Jorge Chamorro Sánchez, et Roger Gil, « Could Self-Consciousness Be Enhanced in Alzheimer's Disease? An Approach from Emotional Sensorial Stimulation », *Journal of Alzheimer's Disease: JAD* 77, n° 2 (2020): 505-21, https://doi.org/10.3233/JAD-200408.

[123] C Favrelière, *Bouchées enrichies adaptées: le goût de l'autonomie;* 79220 Champdeniers Saint-Denis (France): Association Notre-Dame de Puyraveau, 2013.

résidents renouaient avec le caractère hédonique de l'alimentation : ils étaient en outre capables de choisir les bouchées qui leur paraissaient les plus attractives par exemple les bouchées présentées avec un peu de sauce[124].
L'accompagnement de ces personnes atteintes d'Alzheimer exige de porter attention à la qualité des mets qui leur sont servis en les adaptant à leur état de santé, en évitant la dénutrition et en leur permettant de renouer avec le plaisir de la dégustation.
Par contre chez les personnes atteintes de dépression, on peut observer une réduction importante de l'appétit liée à la perte de la capacité à ressentir du plaisir, ce qui est vécu très douloureusement. Les odeurs considérées comme agréables par des sujets non dépressifs sont perçues comme moins agréables par des sujets dépressifs (anhédonie olfactive). Par ailleurs les odeurs perçues comme désagréables par des sujets non dépressifs sont considérées comme encore plus désagréables par des sujets dépressifs (alliesthésie olfactive négative)[125].
Et vous Monsieur Robuchon, quand on vous entend parler de votre métier, de la cuisine, on perçoit combien votre métier vous procure de plaisir, de joie…Vous n'avez pas connu de moments de dépression…

---

[124] V Pouyet et al., « Attractiveness and consumption of finger foods in elderly Alzheimer's disease patients », *Food Quality and Preference* 34 (2014): 62-69.

[125] Boriana Atanasova et al., « Olfactory anhedonia and negative olfactory alliesthesia in depressed patients », *Psychiatry Research* 176, n° 2-3 (2010): 190-96, https://doi.org/10.1016/j.psychres.2008.11.016.
Voir aussi Marine Naudin et al., « State and trait olfactory markers of major depression », *PLoS ONE* 7, n° 10 (2012), https://doi.org/10.1371/journal.pone.0046938.

JR. Dieu merci, non. Je suis un homme heureux, j'ai une bonne santé, je suis parti de rien, je n'avais rien, je ne peux aujourd'hui qu'être heureux et reconnaissant à Dieu. J'ai des enfants magnifiques, des petits enfants adorables, des amis exceptionnels, je ne manque de rien même si je vis assez simplement. Je suis passionné par mon travail, je travaille beaucoup, ça m'occupe, ça m'enrichit, je voyage aux quatre coins du monde... Pourquoi déprimer ? Je n'ai aucun droit de déprimer...

Il ne faut pas bien sûr confondre la dépression avec le stress. La dépression désamorce le goût d'entreprendre, le goût d'agir, le goût de créer et jusqu'au goût d'exister. Ce qu'il faut alors c'est pouvoir être aidé pour sortir de l'état dépressif. Par contre le stress auquel sont soumis les grands chefs, pensez-vous qu'il puisse nuire à leur créativité ?

JR. Au contraire, le stress stimule, à condition que l'on n'oublie pas que cuisiner, c'est avant tout un acte d'amour.
Mais j'aimerais ajouter qu'on ne peut pas faire de haute cuisine sans une grande rigueur pour le travail et l'organisation.
Si on n'est pas prêt à cette discipline, on ne peut tout simplement pas prétendre parvenir au plus haut niveau. C'est comme du sport de haut niveau. Dans une cuisine, on est comme sur un voilier de la coupe de l'America. Est-ce que le rôle du chef de bord n'est pas d'amener son équipe à la victoire ?
C'est aussi simple que cela : on est dans la tension, pour le bonheur des gens.

En 1981, vous devenez propriétaire du *Jamin*. Très vite vous obtenez trois étoiles. Et en 1996, à cinquante ans, vous annoncez que vous prenez votre retraite pour vous consacrer à la transmission de votre art, en particulier à la télévision. Mais en 2003, vous inventez le concept des Ateliers : vous ouvrez le premier à Tokyo, puis le second à Paris et, depuis, les établissements se suivent, d'un bout du monde à l'autre et vos restaurants obtiennent des étoiles… Mais combien avez-vous aujourd'hui d'étoiles ?

JR. Une trentaine d'étoiles Michelin, mais sachez que la course aux étoiles n'a pas été planifiée à l'avance, même si tout cuisinier rêve de les obtenir et de continuer à les mériter pour les conserver ! Avoir des étoiles, c'est facile, mais les conserver, c'est plus difficile !
Mais aujourd'hui, je ressens beaucoup moins de pression avec trente étoiles qu'avec trois il y a vingt ans.
Quand j'étais à la tête de mon restaurant de l'avenue Raymond Poincaré à Paris, je courais sans cesse après la perfection, j'étais du matin au soir dans mon restaurant. J'étais intenable, trop stressé.
Je guettais les critiques… Une grosse langoustine ultrafraîche, achetée à prix d'or, mais qui révélait une chair un peu top cotonneuse, ça pouvait me miner plusieurs jours. Quand on est perfectionniste, on est malheureux.
Il fallait que j'arrête cette vie harassante. J'avais peur de finir comme les copains du métier, Alain Chapel, Jean Troisgros, Jacques Pic, pour ne citer qu'eux… morts prématurément à force d'avoir trop tiré sur la corde.
Alors, à cinquante ans, j'ai décidé d'arrêter. J'avais commencé à l'âge de quinze ans. Après un « break » de pause active avec des émissions de télévision, j'ai pu penser et créer l'Atelier. Pendant dix ans, j'ai vécu entre Paris, Tokyo et Calpe, où j'ai ma maison en Espagne, près d'Alicante. J'ai observé les Parisiens, ce qu'ils voulaient… J'ai essayé tellement de bars à tapas et de

sushi bars que, de fil en aiguille, j'ai été inspiré pour ouvrir mon premier Atelier à Tokyo, suivi d'un deuxième à Paris....

Aujourd'hui, je revis. Je voyage tout le temps pour mes affaires, je suis un « jetlagué » permanent, mais j'en profite pour découvrir le monde avec ses cultures... Et puis, je suis entouré par une équipe formidable et performante.

J'ai presque l'impression d'être en vacances.

Rester sur place, c'est exister, mais voyager c'est vivre...

Je me sens vivant quand je voyage... Chaque expérience bouleverse, bouscule, réveille mes émotions.

Chapitre 7. Les flaveurs, la cuisine et le langage

Nous avons parlé… Nous avons parlé de neurogastronomie, de goût, d'olfaction, de texture, de mémoire, d'émotions, de création, de technique, de stress… et j'en passe. Parce que nous sommes humains, nous avons le privilège d'utiliser les mots pour communiquer, pour apprendre, pour partager, pour mieux connaître, pour mieux imaginer la vie et le métier d'un chef étoilé comme les relations qu'il entretient avec les produits qu'il travaille et transforme pour « régaler ». Celles et ceux qui nous ont écoutés ont sans doute, chacune et chacun à sa manière, revisiter leurs propres expériences, leurs rencontres avec la cuisine de leur enfance, leurs repas familiaux ou au restaurant, en famille, entre amis, en amoureux.

Le langage est l'instrument privilégié de la communication interhumaine et il est aussi le véhicule privilégié de la pensée, mais aussi des émotions même si ces dernières peuvent aussi être exprimées non par le contenu du langage, mais aussi par son intonation, sa prosodie comme par les mimiques. On peut ainsi comprendre qu'une personne trouve un mets excellent en fonction de sa mimique, de la prosodie avec laquelle il parle ou s'exclame avec des mots ou des onomatopées qui expriment sa satisfaction. Telle est la fonction de premier niveau du langage qui est la fonction expressive. Mais le langage permet aussi de décrire le goût, les parfums, et même de nommer l'aliment qui est mis en bouche en précisant même la palette de saveurs dont le cuisinier l'a paré ; telle est la fonction descriptive du langage. On imagine sans doute la complexité des réseaux distribués et interconnectés qui permettent à partir du goût, des parfums, de la texture, de parcourir cette étape gustativo-verbale et olfactivo-verbale du traitement des informations sensori-motrices induites par la présence et la migration de l'aliment ou de la boisson dans la bouche. On devine les connexions avec la vue (et notamment la couleur), les émotions ressenties, la mémoire épisodique, celle des rencontres antérieures avec des flaveurs comparables, mais aussi la mémoire sémantique, celle qui concerne les connaissances acquises sur les légumes, les poissons, les viandes, les fruits, les vins, les cafés et cette liste pourrait indéfiniment s'allonger. Et ces informations se rassemblent, convergent pour tenter une mise en mots. Ces mots sont d'autant plus nombreux que le sujet est soucieux d'accroître sa culture gastronomique : il peut s'agir d'adjectifs (comme dire d'un vin qu'il est boisé, complexe, agréable, léger, long en bouche), des substantifs introduisant des analogies (un goût de fraise, et Monsieur Robuchon évoquait le goût de châtaigne des pommes de terre rattes). Mais les mots peuvent aussi verbaliser un contenu émotionnel : un mets peut être exquis, enivrant, surprenant, étrange, désagréable. Certaines personnes ont du mal à exprimer verbalement leurs émotions : on dit d'elles qu'elles sont alexithymiques. Alors que le langage mobilise essentiellement chez le droitier l'hémisphère cérébral gauche, la verbalisation des émotions mobilise préférentiellement l'hémisphère cérébral droit. Et reste enfin un niveau supérieur de langage[126] : il concerne la fonction de discussion argumentée et permet la mise en œuvre de la pensée rationnelle et de la discussion critique. Elle permet des évaluations comparatives de mets ou de boissons, voire des débats contradictoires sur les qualités

---

[126] JC Eccles, *Évolution du cerveau et création de la conscience: à la recherche de la vraie nature de l'homme* (Paris: Flammarion, 1994).

de tel ou tel mets. Elle se déploie professionnellement chez des journalistes gastronomiques et bien sûr chez les chefs cuisiniers, mais elle peut atteindre aussi un niveau élaboré chez des personnes éprises d'art culinaire.

Bien entendu le partage d'un repas gastronomique, par la détente et le bien-être qu'il suscite, favorise aussi la conversation, quels que soient les thèmes évoqués. Il existe, à côté des repas voués aux loisirs et dont les thèmes de conversation sont très variés, allant de l'actualité sociale et politique, à des sujets concernant l'histoire personnelle des convives, des repas dits de travail ou d'affaires. On peut aussi ajouter tant de circonstances de vie, joyeuses ou même graves au cours desquelles le repas partagé est une pause où la convivialité s'exprime par un langage adapté aux évènements qui ont suscité ces rassemblements.

Le chef cuisinier parle aussi de son métier, de ses souvenirs, des étapes de son histoire personnelle et professionnelle, de ses recettes. Tout au long de cet entretien, nous avons pu percevoir aussi qu'une grande partie de vos propos relevait du langage du cœur, des émotions, de l'amour de votre métier. Vous avez aussi abordé un aspect peu souvent envisagé du cuisinier. Il est commun d'entendre parler de produits du terroir. Vous allez plus loin encore puisque vous avez évoqué le respect que doit avoir le chef pour les produits qu'il transforme et qu'il prépare. Mais il y a aussi un autre aspect du langage du chef, c'est le langage de sa carte, le nom qu'il donne à ses plats[127]. Car ces noms doivent séduire, donner envie, éveiller des représentations mentales aptes à susciter le désir. Les plats ont ainsi des noms complexes faits de périphrases aux expressions imagées indiquant selon les

---

[127] Jean-Philippe Dupuy, « Rhétorique du menu gastronomique », *Communications et langages* 2009/2, n° 160 (s. d.): 19-33.

cas la taille, le terroir, le mode de préparation, la morphologie, les ingrédients avec une utilisation abondante d'adjectifs visant selon les cas l'élégance du mets, sa texture, sa qualité, sa rareté sans oublier les métaphores. Ainsi peut-on lire sur la carte de l'Atelier à Paris : L'artichaut croustillant (*texture)* sur un lit (*métaphore*) de risotto au vieux (*adjectif signant une qualité pour les fromages*) parmesan ; les encornets et les artichauts rissolés (*mode de préparation*) aux saveurs ibériques (*terroir*) ; la burrata tomates à l'ancienne (mode de préparation), huile extravierge (*condiment dont l'adjectif souligne la qualité*) des Baux de Provence (*terroir*) ; les carpaccios de daurades sauvages (*adjectif soulignant qu'il ne s'agit pas de daurades d'élevage*) au citron vert et piment d'Espelette (*terroir*)…. Ces appellations élégantes excitent l'imagination, sollicitent la mémoire du futur, mobilisent les traces émotionnelles des marqueurs somatiques, déclenchent de manière anticipée une dynamique décisionnelle. Elles nourrissent et absorbent les conversations qui précèdent le repas. Elles ont une valeur appétitive.

JR. Les passions, toutes les passions se racontent depuis toujours. Les artistes, peintres, musiciens… parlent de leur art.

Les passionnés de ces arts parlent de leurs concerts ou de leurs expositions. Un sportif parle de sa discipline, de ses performances, un cuisinier parle comme un gourmet de ses expériences, de ses coups de cœur, de ses émotions… Puis, de nos jours, avec les réseaux sociaux, ce phénomène a pris des proportions énormes… Tout le monde partage, « like », commente… donne des notes… cherche des infos….

En créant des flaveurs nouvelles, diversifiées, parfois surprenantes, subtiles, le chef cuisinier est, entre les êtres humains et la nature, le médiateur d'un hédonisme qu'il ouvre à un incessant raffinement. En participant à la construction d'émotions qui laisseront leur trace dans la mémoire de celles et ceux qui goûtent ses mets, le chef cuisinier s'inscrit dans l'histoire identitaire de celles et ceux qu'il régale, et il prend place ainsi dans ce que Paul Ricœur[128] appelait leur identité narrative, celle qui se raconte, par bribes, au hasard des rencontres. Le chef cuisinier est ainsi un créateur de liens sociaux, un acteur de socialisation, donc un acteur d'humanisation. Le chef est celui qui a le talent nécessaire pour transformer cet acte trivial qu'est la nourriture en moment de recueillement, en halte, en temps d'échange, en temps de partage. Vous qui êtes un chef globe-trotter, qui avez ouvert des restaurants partout, avez-vous ce sentiment de créer des liens entre les personnes, d'un continent à l'autre, grâce à votre cuisine. Est-ce cela qui, comme disait Spinoza, vous pousse à « persévérer dans votre être »[129] ? Quelle est votre motivation, le moteur de votre vie ?

---

[128] P Ricœur, *Soi-même comme un autre*, 1 vol., Points. Série Essais 330 (Paris: Éd. du Seuil, 1996).

[129] B. Spinoza, *Œuvres III Ethique*, trad. par C. Appuhn, G.F. 57 (Paris, France: Garnier-Flammarion, 1965).

JR. Ma vraie motivation, c'est le plaisir du travail bien fait et la satisfaction du client après son expérience dans mon restaurant. Je suis convaincu que la bonne cuisine, c'est celle qui fait du bien au corps et à l'esprit. C'est un langage universel.

Merci, Monsieur Robuchon pour ce témoignage, à bâtons rompus, qui montre qu'il n'est pas vain de parler de neurogastronomie, si elle permet, comme ce soir, de réunir les esprits et les cœurs.

Bibliographie

Amiel, Henri-Frédéric. *Fragments d'un journal intime*. Vol. 1. 2 vol. Genève: Georg & C°, 1905. https://archive.org/stream/fragmentsdunjou01amiegoog#page/n11/mode/2up.

Anliker, J. A., L. Bartoshuk, A. M. Ferris, et L. D. Hooks. « Children's Food Preferences and Genetic Sensitivity to the Bitter Taste of 6-n-Propylthiouracil (PROP) ». *The American Journal of Clinical Nutrition* 54, n° 2 (août 1991): 316-20. https://doi.org/10.1093/ajcn/54.2.316.

Aristote. *Éthique de Nicomaque*. Traduit par Jean Voilquin. Classiques Garnier. Paris: Libr. Garnier Frères, 1950.

Arroyo-Anlló, Eva M., Jorge Chamorro Sánchez, et Roger Gil. « Could Self-Consciousness Be Enhanced in Alzheimer's Disease? An Approach from Emotional Sensorial Stimulation ». *Journal of Alzheimer's Disease: JAD* 77, n° 2 (2020): 505-21. https://doi.org/10.3233/JAD-200408.

Ashmead, D. H., B. M. Reilly, et L. P. Lipsitt. « Neonates' Heart Rate, Sucking Rhythm, and Sucking Amplitude as a Function of the Sweet Taste ». *Journal of Experimental Child Psychology* 29, n° 2 (avril 1980): 264-81. https://doi.org/10.1016/0022-0965(80)90019-3.

Atanasova, Boriana, Wissam El-Hage, Claire Chabanet, Philippe Gaillard, Catherine Belzung, et Vincent Camus. « Olfactory anhedonia and negative olfactory alliesthesia in depressed patients ». *Psychiatry Research* 176, n° 2-3 (2010): 190-96. https://doi.org/10.1016/j.psychres.2008.11.016.

Augustin (Saint). *Les Confessions*. Traduit par Joseph Trabucco. 2 vol. Classiques Garnier. Paris: Éditions Garnier Frères, 1937.

Beauchamp, Gary K., et Julie A. Mennella. « Flavor Perception in Human Infants: Development and Functional Significance ». *Digestion* 83 Suppl 1 (2011): 1-6. https://doi.org/10.1159/000323397.

Bergson, Henri. *Matière et mémoire: Essai sur la relation du corps à l'esprit*. Paris, France: F. Alcan, 1896.

Blass, Elliott M., et Lisa B. Watt. « Suckling- and Sucrose-Induced Analgesia in Human Newborns ». *Pain* 83, nº 3 (décembre 1999): 611-23. https://doi.org/10.1016/S0304-3959(99)00166-9.

Breen, Scott P., Nicole M. Etter, Gregory R. Ziegler, et John E. Hayes. « Oral Somatosensatory Acuity Is Related to Particle Size Perception in Chocolate ». *Scientific Reports* 9, nº 1 (15 mai 2019): 7437. https://doi.org/10.1038/s41598-019-43944-7.

Brillat-Savarin. *Physiologie du goût*. Vol. second. Carteret éditeur, 1923.

Broggio, E, et al. « Étude du goût dans la maladie d'Alzheimer ». *Rev Neurol (Paris)* 157, nº 4 (2001): 409-13.

Brun, J. *Épicure et les épicuriens. Textes choisis.* PUF. Les grands textes. Paris, 1961.

Burke, Róisín, Hervé This, et Alan L. Kelly. « Molecular Gastronomy ». In *Reference Module in Food Science*. Elsevier, 2016. https://doi.org/10.1016/B978-0-08-100596-5.03302-3.

Catani, Marco. « From Hodology to Function ». *Brain: A Journal of Neurology* 130, nº Pt 3 (mars 2007): 602-5. https://doi.org/10.1093/brain/awm008.

Chan, M. M., et C. Kane-Martinelli. « The Effect of Color on Perceived Flavor Intensity and Acceptance of

Foods by Young Adults and Elderly Adults ». *Journal of the American Dietetic Association* 97, n° 6 (juin 1997): 657-59. https://doi.org/10.1016/S0002-8223(97)00165-X.

Conway, Martin A. « Memory and the self ». *Journal of Memory and Language* 53, n° 4 (octobre 2005): 594-628. https://doi.org/10.1016/j.jml.2005.08.005.

Cornil, Yann, et Pierre Chandon. « Pleasure as an Ally of Healthy Eating? Contrasting Visceral and Epicurean Eating Pleasure and Their Association with Portion Size Preferences and Wellbeing ». *Appetite* 104 (1er septembre 2016): 52-59. https://doi.org/10.1016/j.appet.2015.08.045.

Crystal, S. R., et I. L. Bernstein. « Infant Salt Preference and Mother's Morning Sickness ». *Appetite* 30, n° 3 (juin 1998): 297-307. https://doi.org/10.1006/appe.1997.0144.

Damasio, A. R. « The Somatic Marker Hypothesis and the Possible Functions of the Prefrontal Cortex ». *Philosophical Transactions of the Royal Society of London. Series B, Biological Sciences* 351, n° 1346 (29 octobre 1996): 1413-20. https://doi.org/10.1098/rstb.1996.0125.

Darwin, Charles. *L'origine des espèces*. Paris: C Reinwald, 1873.

Defossez, Juliette. *Vers un langage du goût*. Linguistique. Université de Bourgogne, 2014. NNT :2014DIJOL020. tel-01137894.

Degel, J., et E. P. Köster. « Odors: Implicit Memory and Performance Effects ». *Chemical Senses* 24, n° 3 (juin 1999): 317-25. https://doi.org/10.1093/chemse/24.3.317.

Dupuy, Jean-Philippe. « Rhétorique du menu gastronomique ». *Communications et langages* 2009/2, n° 160 (s. d.): 19-33.

Eccles, JC. *Évolution du cerveau et création de la conscience: à la recherche de la vraie nature de l'homme*. Paris: Flammarion, 1994.

Eichenbaum, H., T. H. Morton, H. Potter, et S. Corkin. « Selective Olfactory Deficits in Case H.M ». *Brain: A Journal of Neurology* 106 (Pt 2) (juin 1983): 459-72. https://doi.org/10.1093/brain/106.2.459.

El Haj, Mohamad, Marie Charlotte Gandolphe, Karim Gallouj, Dimitrios Kapogiannis, et Pascal Antoine. « From Nose to Memory: The Involuntary Nature of Odor-Evoked Autobiographical Memories in Alzheimer's Disease ». *Chemical Senses* 43, n° 1 (25 2017): 27-34. https://doi.org/10.1093/chemse/bjx064.

Elder, Ryan S., et Gina S. Mohr. « The Crunch Effect: Food Sound Salience as a Consumption Monitoring Cue ». *Food Quality and Preference* 51 (1er juillet 2016): 39-46. https://doi.org/10.1016/j.foodqual.2016.02.015.

Épicure. « Lettre à Ménécée ». In *Épicure et les épicuriens. Textes choisis*, 125-65. Paris: PUF, 1961.

Favrelière, C. *Bouchées enrichies adaptées: le goût de l'autonomie*. 79220 Champdeniers Saint-Denis (France): Association Notre-Dame de Puyraveau, 2013.

Forestell, Catherine A., et Julie A. Mennella. « Early Determinants of Fruit and Vegetable Acceptance ». *Pediatrics* 120, n° 6 (décembre 2007): 1247-54. https://doi.org/10.1542/peds.2007-0858.

Galdikas, B. M., et J. W. Wood. « Birth Spacing Patterns in Humans and Apes ». *American Journal of Physical Anthropology* 83, n° 2 (octobre 1990): 185-91. https://doi.org/10.1002/ajpa.1330830207.

Gil, R., et E. -M. Arroyo-Anllo. « Émotions et maladie d'Alzheimer : neuropsychologie et enjeux éthiques ». *NPG Neurologie - Psychiatrie - Gériatrie* 19, n° 112 (1er août 2019): 233-40. https://doi.org/10.1016/j.npg.2019.04.003.

Gilbert, Avery N., Robyn Martin, et Sarah E. Kemp. « Cross-modal correspondence between vision and olfaction: The color of smells ». *The American Journal of Psychology* 109, n° 3 (1996): 335-51. https://doi.org/10.2307/1423010.

Glendinning, J. I. « Is the Bitter Rejection Response Always Adaptive? » *Physiology & Behavior* 56, n° 6 (décembre 1994): 1217-27. https://doi.org/10.1016/0031-9384(94)90369-7.

Herz, R. S., et T. Engen. « Odor Memory: Review and Analysis ». *Psychonomic Bulletin & Review* 3, n° 3 (septembre 1996): 300-313. https://doi.org/10.3758/BF03210754.

Herz, Rachel S., James Eliassen, Sophia Beland, et Timothy Souza. « Neuroimaging Evidence for the Emotional Potency of Odor-Evoked Memory ». *Neuropsychologia* 42, n° 3 (2004): 371-78. https://doi.org/10.1016/j.neuropsychologia.2003.08.009.

Hill, K., C. Boesch, J. Goodall, A. Pusey, J. Williams, et R. Wrangham. « Mortality Rates among Wild Chimpanzees ». *Journal of Human Evolution* 40, n° 5 (mai 2001): 437-50. https://doi.org/10.1006/jhev.2001.0469.

Holley, A. « Système olfactif et neurobiologie ». *Terrain* 47 (2006): 107-22.

Holley, André. « Regard biologique sur l'odorat et le goût ». *Cahiers jungiens de psychanalyse* N° 122, nº 2 (2007): 15-27.

Kant, Emmanuel. *Anthropologie du point de vue pragmatique*. Traduit par Michel Foucault. Paris, France: J. Vrin, 1964.

———. *Fondements de la métaphysique des mœurs*. Traduit par Victor Delbos. Paris: Librairie Delagrave, 1991.

Laan, Laura N van der, et Paul AM Smeets. « You Are What You Eat: A Neuroscience Perspective on Consumers' Personality Characteristics as Determinants of Eating Behavior ». *Current Opinion in Food Science*, Sensory Sciences and Consumer Perception • Food Physics and Material Science, 3 (1er juin 2015): 11-18. https://doi.org/10.1016/j.cofs.2014.11.001.

Larsson, Maria, Johan Willander, Kristina Karlsson, et Artin Arshamian. « Olfactory Lover: behavioral and neural correlates of autobiographical odor memory ». *Frontiers in Psychology* 5 (11 avril 2014): 312. https://doi.org/10.3389/fpsyg.2014.00312.

Laska, M., H. Distel, et R. Hudson. « Trigeminal Perception of Odorant Quality in Congenitally Anosmic Subjects ». *Chemical Senses* 22, nº 4 (1er août 1997): 447-56. https://doi.org/10.1093/chemse/22.4.447.

Lipchock, Sarah V., Danielle R. Reed, et Julie A. Mennella. « The gustatory and olfactory systems during infancy: Implications for development of feeding behaviors in the high risk neonate ». *Clinics in perinatology* 38, nº 4 (décembre 2011): 627-41. https://doi.org/10.1016/j.clp.2011.08.008.

Livermore, A., et D. G. Laing. « Influence of Training and Experience on the Perception of Multicomponent Odor Mixtures ». *Journal of Experimental Psychology. Human Perception and Performance* 22, nº 2 (avril 1996): 267-77. https://doi.org/10.1037//0096-1523.22.2.267.

Lyman, BJ. « Memory for Odors and Odor Names: Modalities of Elaboration and Imagery ». *Journal of Experimental Psychology* 16, nº 4 (1990): 656-64.

MacLean, Paul Donald. *Les trois cerveaux de l'homme*. Édité par Roland Guyot. Paris, France: R. Laffont, 1990.

Mennella, J. A., C. P. Jagnow, et G. K. Beauchamp. « Prenatal and Postnatal Flavor Learning by Human Infants ». *Pediatrics* 107, nº 6 (juin 2001): E88. https://doi.org/10.1542/peds.107.6.e88.

Mennella, JA, et NK Bobowski. « The Sweetness and Bitterness of Childhood: Insights from Basic Research on Taste Preferences ». *Physiol. Behav.* 152, nº Pt B (2015): 502-7.

Mevel, K, et al. « Le réseau cérébral par défaut ». *Rev Neurol (Paris)* 166, nº 11 (2010): 859-72.

Moreau, E, et S Tordjman. *La cuisine moléculaire*. M1 CDMM ILTS. Université Paris-Diderot, 2009. https://www.eila.univ-paris-diderot.fr/_media/user/helene_beciri/enseignement/m1/pao/exemples-projets/02-cuisine-mol.pdf.

Morrot, Gil, Frédéric Brochet, et Denis Dubourdieu. « The Color of Odors ». *Brain and Language* 79, nº 2 (1er novembre 2001): 309-20. https://doi.org/10.1006/brln.2001.2493.

Murphy, C., W. S. Cain, et L. M. Bartoshuk. « Mutual Action of Taste and Olfaction ». *Sensory Processes* 1, nº 3 (mai 1977): 204-11.

Naudin, (M.), Mondon (K.), et Atanasova (B.). « Maladie d'Alzheimer et olfaction. » *Geriatr Psychol Neuropsychiatr Vieil* 11, n° 3 (2013): 283-93.

Naudin, Marine, Wissam El-Hage, Marlène Gomes, Philippe Gaillard, Catherine Belzung, et Boriana Atanasova. « State and trait olfactory markers of major depression ». *PLoS ONE* 7, n° 10 (2012). https://doi.org/10.1371/journal.pone.0046938.

Nicklaus, S., V. Boggio, et S. Issanchou. « Les perceptions gustatives chez l'enfant ». *Archives de Pédiatrie* 12, n° 5 (1er mai 2005): 579-84. https://doi.org/10.1016/j.arcped.2005.01.027.

Olofsson, Jonas K., et Jessica Freiherr. « Neuroimaging of Smell and Taste ». *Handbook of Clinical Neurology* 164 (2019): 263-82. https://doi.org/10.1016/B978-0-444-63855-7.00017-4.

Onfray, Michel. *La raison gourmande: philosophie du goût*. Paris, France: Librairie générale française, 1997.

Ong, Jue-Sheng, Liang-Dar Hwang, Victor W. Zhong, Jiyuan An, Puya Gharahkhani, Paul A. S. Breslin, Margaret J. Wright, et al. « Understanding the Role of Bitter Taste Perception in Coffee, Tea and Alcohol Consumption through Mendelian Randomization ». *Scientific Reports* 8, n° 1 (15 novembre 2018): 16414. https://doi.org/10.1038/s41598-018-34713-z.

Pepino, M. Yanina, et Julie A. Mennella. « Sucrose-Induced Analgesia is related to Sweet Preferences in Children but not Adults ». *Pain* 119, n° 1-3 (15 décembre 2005): 210-18. https://doi.org/10.1016/j.pain.2005.09.029.

Piolino, P. « À la recherche du self : théorie et pratique de la mémoire autobiographique dans la maladie d'Alzheimer ». *L'Encéphale* 34, n° 52 (2008): 77-88.

Porter, Jess, Brent Craven, Rehan M Khan, Shao-Ju Chang, Irene Kang, Benjamin Judkewitz, Jason Volpe, Gary Settles, et Noam Sobel. « Mechanisms of scent-tracking in humans ». *Nat Neurosci* 10, n° 1 (janvier 2007): 27-29. https://doi.org/10.1038/nn1819.

Pouyet, V, et al. « Attractiveness and consumption of finger foods in elderly Alzheimer's disease patients ». *Food Quality and Preference* 34 (2014): 62-69.

Quignon, Pascale, Mathieu Giraud, Maud Rimbault, Patricia Lavigne, Sandrine Tacher, Emmanuelle Morin, Elodie Retout, et al. « The Dog and Rat Olfactory Receptor Repertoires ». *Genome Biology* 6, n° 10 (2005): R83. https://doi.org/10.1186/gb-2005-6-10-r83.

Ricœur, P. *Soi-même comme un autre*. Points. Série Essais 330. Paris: Éd. du Seuil, 1996.

Ricœur, Paul. *Parcours de la reconnaissance: trois études*. Paris: Stock, 2004.

Rigal, N. « Diversification alimentaire et construction du goût ». *Archives de Pédiatrie*, Diversification alimentaire de l'enfant, 17 (1er décembre 2010): S208-12. https://doi.org/10.1016/S0929-693X(10)70929-5.

Rolls, E. T., et L. L. Baylis. « Gustatory, Olfactory, and Visual Convergence within the Primate Orbitofrontal Cortex ». *The Journal of Neuroscience: The Official Journal of the Society for Neuroscience* 14, n° 9 (septembre 1994): 5437-52.

Royet, J. P., O. Koenig, M. C. Gregoire, L. Cinotti, F. Lavenne, D. Le Bars, N. Costes, et al. « Functional

Anatomy of Perceptual and Semantic Processing for Odors ». *Journal of Cognitive Neuroscience* 11, n° 1 (janvier 1999): 94-109. https://doi.org/10.1162/089892999563166.

Royet, Jean-Pierre, Chantal Delon-Martin, et Jane Plailly. « Odor Mental Imagery in Non-Experts in Odors: À Paradox? » *Frontiers in Human Neuroscience* 7 (2013). https://doi.org/10.3389/fnhum.2013.00087.

Rozin, P. « "Taste-Smell Confusions" and the Duality of the Olfactory Sense ». *Perception & Psychophysics* 31, n° 4 (avril 1982): 397-401. https://doi.org/10.3758/bf03202667.

Santamaria, Santi. *La cocina al desnudo*. Madrid: Terra de Hoy, 2008.

Sauvageot, F, et M Chapon. « La couleur d'un vin (blanc ou rouge) peut-elle être identifiée sans l'aide de l'œil ? » *Les Cahiers de l'ENS.BANA* 4 (1983): 107-15.

Savage, Robert, Dennis R. Combs, James B. Pinkston, Claire Advokat, et Wm Drew Gouvier. « The Role of Temporal Lobe and Orbitofrontal Cortices in Olfactory Memory Function ». *Archives of Clinical Neuropsychology: The Official Journal of the National Academy of Neuropsychologists* 17, n° 4 (mai 2002): 305-18.

Schaal, Benoist, Luc Marlier, et Robert Soussignan. « Human Foetuses Learn Odours from their Pregnant Mother's Diet ». *Chemical Senses* 25, n° 6 (1er décembre 2000): 729-37. https://doi.org/10.1093/chemse/25.6.729.

Shepherd, GM. *Neurogastronomy. How the brain creates flavor, and why it matters*. New-York: Columbia University Press, 2012.

Shepherd, Gordon M. « Neuroenology: how the brain creates the taste of wine ». *Flavour* 4, n° 1 (2 mars

2015): 19. https://doi.org/10.1186/s13411-014-0030-9.

———. « Smell Images and the Flavour System in the Human Brain ». *Nature* 444, n° 7117 (novembre 2006): 316-21. https://doi.org/10.1038/nature05405.

Shepherd, Gordon M. « The Human Sense of Smell: Are We Better Than We Think? » *PLoS Biology* 2, n° 5 (mai 2004). https://doi.org/10.1371/journal.pbio.0020146.

Small, Dana M. « Flavor Is in the Brain ». *Physiology & Behavior* 107, n° 4 (5 novembre 2012): 540-52. https://doi.org/10.1016/j.physbeh.2012.04.011.

Spence, Charles, Carmel A. Levitan, Maya U. Shankar, et Massimiliano Zampini. « Does food color influence taste and flavor perception in humans? » *Chemosensory Perception* 3, n° 1 (2010): 68-84. https://doi.org/10.1007/s12078-010-9067-z.

Spence, Charles, Katsunori Okajima, Adrian David Cheok, Olivia Petit, et Charles Michel. « Eating with Our Eyes: From Visual Hunger to Digital Satiation ». *Brain and Cognition*, Food for thought: The functional and neural mechanisms of food perception and choice, 110 (1er décembre 2016): 53-63. https://doi.org/10.1016/j.bandc.2015.08.006.

Spinoza, B. *Oeuvres III Éthique*. Traduit par C. Appuhn. G.F. 57. Paris, France: Garnier-Flammarion, 1965.

Steiner, J. E., D. Glaser, M. E. Hawilo, et K. C. Berridge. « Comparative Expression of Hedonic Impact: Affective Reactions to Taste by Human Infants and Other Primates ». *Neuroscience and Biobehavioral Reviews* 25, n° 1 (janvier 2001): 53-74. https://doi.org/10.1016/s0149-7634(00)00051-8.

Stevens, B, et al. « Sucrose for Analgesia in Newborn Infants Undergoing Painful Procedures ». *Cochrane Database Syst Rev* 7 (2016): CD001069.

Stevenson, Richard J., et Robert A. Boakes. « A mnemonic theory of odor perception ». *Psychological Review* 110, n° 2 (2003): 340-64. https://doi.org/10.1037/0033-295X.110.2.340.

Stillman, Jennifer A. « Color Influences Flavor Identification in Fruit-Flavored Beverages ». *Journal of Food Science* 58, n° 4 (1993): 810-12. https://doi.org/10.1111/j.1365-2621.1993.tb09364.x.

Sullivan, S. L., et L. Dryer. « Information Processing in Mammalian Olfactory System ». *Journal of Neurobiology* 30, n° 1 (mai 1996): 20-36. https://doi.org/10.1002/(SICI)1097-4695(199605)30:1<20::AID-NEU3>3.0.CO;2-I.

Tulving, E., F. Eustache, B. Desgranges, et F. Viader. « La mémoire épisodique : de l'esprit au cerveau ». *Revue Neurologique*, Neuropsychologie des démences, 160, n° 4, Part 2 (1er avril 2004): 9-23. https://doi.org/10.1016/S0035-3787(04)70940-6.

Wells, Deborah L., et Peter G. Hepper. « Prenatal Olfactory Learning in the Domestic Dog ». *Animal Behaviour* 72, n° 3 (1er septembre 2006): 681-86. https://doi.org/10.1016/j.anbehav.2005.12.008.

Willander, Johan, et Maria Larsson. « Smell Your Way Back to Childhood: Autobiographical Odor Memory ». *Psychonomic Bulletin & Review* 13, n° 2 (avril 2006): 240-44.

Wilson, Donald A., et Richard J. Stevenson. « The Fundamental Role of Memory in Olfactory Perception ». *Trends in Neurosciences* 26, n° 5 (1er mai 2003): 243-47. https://doi.org/10.1016/S0166-2236(03)00076-6.

Wooding, Stephen, Howard Gunn, Purita Ramos, Sophie Thalmann, Chao Xing, et Wolfgang Meyerhof. « Genetics and Bitter Taste Responses to Goitrin, a Plant Toxin Found in Vegetables ». *Chemical Senses* 35, nº 8 (octobre 2010): 685-92. https://doi.org/10.1093/chemse/bjq061.

Wrangham, Richard. *Catching fire: how cooking made us human*. New York: Basic Books, 2009.

Wrangham, Richard, et NancyLou Conklin-Brittain. « 'Cooking as a Biological Trait' ». *Comparative Biochemistry and Physiology Part A: Molecular & Integrative Physiology* 136, nº 1 (1er septembre 2003): 35-46. https://doi.org/10.1016/S1095-6433(03)00020-5.

Wrangham, RW, et al. « The Raw and the Stolen. Cooking and the Ecology of Human Origins ». *Current Anthropology* 40, nº 5 (1999): 567-94.

Yeshurun, Yaara, Hadas Lapid, Yadin Dudai, et Noam Sobel. « The Privileged Brain Representation of First Olfactory Associations ». *Current Biology: CB* 19, nº 21 (17 novembre 2009): 1869-74. https://doi.org/10.1016/j.cub.2009.09.066.

Young, JM, C Friedman, EM Williams, JA Ross, L Tonnes-Priddy, et BJ Trask. « Different Evolutionary Processes Shaped the Mouse and Human Olfactory Receptor Gene Families ». *Human Molecular Genetics* 11, nº 5 (1er mars 2002): 535-46. https://doi.org/10.1093/hmg/11.5.535.

Zellner, Debra A., et Lori A. Whitten. « The effect of color intensity and appropriateness on color-induced odor enhancement ». *The American Journal of Psychology* 112, nº 4 (1999): 585-604. https://doi.org/10.2307/1423652.

Index

Table des matières

Du même auteur, Roger Gil:

Ouvrages

- *Neurologie pour le praticien ; Simep, Paris (1989).*
- *Rééducation des troubles de l'équilibre (avec R. Gouarné, C. Kremer-Mérère, P. Morizio), Frison-Roche, Paris (1991)*
- *Neuropsychologie ; Masson-Elsevier, Paris (1996, 2000, 2003, 2006, 2010, 2014, 2018).*
- *Les potentiels évoqués en neurologie et en neuropsychologie ; Masson, Paris (1997)*
- *L'Ecole de médecine et de pharmacie de Poitiers : de 1806 à la renaissance de la Faculté (1968) ; Editions de l'Université de Poitiers, Faculté de médecine et de pharmacie (2008).*
- *Vieillissement et Alzheimer. Comprendre pour accompagner ; L'Harmattan, Paris, (2012).*
- *Les grandes questions de bioéthique, au XXI° siècle, dans le débat public ; LEH édition, Bordeaux (2018).*
- *Avec Nicole Poirier : Alzheimer : de carpe diem à la neuropsychologie, Erès, Toulouse (2018)*
- *Hilaire de Poitiers et l'humanité souffrante du Christ ; L'Harmattan, Paris (2020).*
- *Covid-19 : une éthique sous tension. Entre santé publique et souffrances humaines ; LEH éditions, Bordeaux (2021).*
- *Avec Michel Wager, Traité pratique de Neuropsychologie clinique de l'adulte Elsevier-Masson, Paris (2021).*

Chapitres d'ouvrages

- *Brief cognitive examination (BEC): a french standardized method for quick bedside assessment of cognitive performance. Application to senile dementia of the Alzheimer type. R.Gil, G. Toullat, L. Boissonnot, J.P. Neau, in Senile Dementias : early detection. Number I, Current Problems in senile dementias, edited by A. BES et al. John Libbey Eurotext London-Paris (1986).*
- *Stratégies thérapeutiques. Troubles démentiels, in « Thérapeutique Psychiatrique » ; J.L. Senon, D. Sechter, D. Rochard, Hermann Éditeurs, Paris (1995).*
- *La maladie d'Alzheimer : délabrement identitaire de la personne humaine, avec C. Ornon, E-M. Arroyo-Anllo, V. Bonnaud, in Colloque Identités, PUF Rennes (2004) ; p. 41-49.*
- *Introduction historique à la neuropsychologie clinique et à la neurologie du comportement, in "Neuropsychologie clinique et neuropsychologie du comportement; sous la direction de Th. Botez-Marquard et F. Boller, Les Presses de l'Université de Montréal (2005) ; p. 19-22.*
- *L'acte médical : de l'investigation au passage à l'acte, in Passages à l'acte ; Actes du colloque international, 20-22 janvier 2006 ; Université de Poitiers (2007) ; p. 179-181.*
- *Les fonctions instinctuelles, in Traité de Neuropsychologie clinique, Neurosciences cognitives et cliniques de l'adulte ; B. Lechevalier, F. Eustache et F. Viader ; de Boeck, Bruxelles (2008) ; p. 855-873.*
- *Mémoire et mémoires, garantes de l'identité humaine, in Alzheimer, éthique et société ; ouvrage collectif coordonné par E. Hirsch et F. Gzil, Erès (2012) ; p. 174-185.*
- *La conscience morale : émotion ou raison ; in Cognition sociale et neuropsychologie, P. Allain, G. Aubin, D. Le Gall (dir.) ; Marseille, Solal (2012), 325-342.*
- *Conscience de Soi et Self dans la Maladie d'Alzheimer. ; R. Gil, M. N Fargeau, N. Jaafari, in Traité sur la maladie*

d'Alzheimer ; sous la direction de B. Vellas et P. Robert, Springer, Paris (2012) ; p. 195-212.

- *Handicaps de conscience (comas, maladie d'Alzheimer) et personne humaine. Réflexions neuro-philosophiques ; in Mélanges en l'honneur de Jean-Henri Soutoul, LEH éditions ; Bordeaux ; (2013).*
- *Pourquoi s'intéresser à la médecine de la personne ? Arguments philosophiques et politiques ; in Découvrir la médecine de la personne, Regards croisés ; coordinateur S-D Kipman, Doin, Paris (2015) ; p. 7-25.*
- *Éthique et sciences de la vie. Entre loi et conscience : à la recherche de valeurs partagées, in Mélanges en l'honneur de Gérard Mémeteau, sous la direction de Bruno Py, François Vialla, Julie Léonhard, LEH éditions, Bordeaux (2015) ; volume 1 : 93-104*
- *Self-Consciousness deficits in dementia; Arroyo-Anlló, EM. & R. Gil, in Colin R. Martin and Victor R. Preedy, The Neuroscience of Dementia: Generic, Neurology, Behavior, and Diet. San Diego (USA): Elsevier (2020).*
- *Quelle place pour l'éthique en contexte pandémique? in Covid-19 ; Reconstruire le social, l'humain et l'économique ; Tome 2, coordonné par Christian Byk ; MA éditions ; Paris (2020), p. 17-27.*
- *Confinement et isolement en Ehpad, ou les enjeux éthiques du délitement sécuritaire des liens sociaux ; Tome 2, coordonné par Christian Byk ; MA éditions ; Paris (2020), p. 107-119*
- *La silver économie et ses enjeux éthiques, in Manifeste du prendre soin à domicile, Noël-Jean Mazen et David Sadigh, eds ; LEH éditions ; Bordeaux (2021) ; p. 223-227.*
- *Arroyo-Anlló, E, & Gil, R. La enfermedad de Alzheimer. En Rodriguez, Arango, Sepulveda. Envejecimiento y las demencias. Editorial Manual Moderno. Mexico (2021) ; p. 97-114.*
- *Médecine révolutionnaire et fin de vie de Mirabeau, in La Mort, M Faure-Abbad et al. eds ; Presses Universitaires juridiques de Poitiers (2022) ; p. 207-218.*

Structures éditoriales du groupe L'Harmattan

L'Harmattan Italie
Via degli Artisti, 15
10124 Torino
harmattan.italia@gmail.com

L'Harmattan Hongrie
Kossuth l. u. 14-16.
1053 Budapest
harmattan@harmattan.hu

L'Harmattan Sénégal
10 VDN en face Mermoz
BP 45034 Dakar-Fann
senharmattan@gmail.com

L'Harmattan Cameroun
TSINGA/FECAFOOT
BP 11486 Yaoundé
inkoukam@gmail.com

L'Harmattan Burkina Faso
Achille Somé – tengnule@hotmail.fr

L'Harmattan Guinée
Almamya, rue KA 028 OKB Agency
BP 3470 Conakry
harmattanguinee@yahoo.fr

L'Harmattan RDC
185, avenue Nyangwe
Commune de Lingwala – Kinshasa
matangilamusadila@yahoo.fr

L'Harmattan Congo
219, avenue Nelson Mandela
BP 2874 Brazzaville
harmattan.congo@yahoo.fr

L'Harmattan Mali
ACI 2000 - Immeuble Mgr Jean Marie Cisse
Bureau 10
BP 145 Bamako-Mali
mali@harmattan.fr

L'Harmattan Togo
Djidjole – Lomé
Maison Amela
face EPP BATOME
ddamela@aol.com

L'Harmattan Côte d'Ivoire
Résidence Karl – Cité des Arts
Abidjan-Cocody
03 BP 1588 Abidjan
espace_harmattan.ci@hotmail.fr

Nos librairies en France

Librairie internationale
16, rue des Écoles
75005 Paris
librairie.internationale@harmattan.fr
01 40 46 79 11
www.librairieharmattan.com

Librairie des savoirs
21, rue des Écoles
75005 Paris
librairie.sh@harmattan.fr
01 46 34 13 71
www.librairieharmattansh.com

Librairie Le Lucernaire
53, rue Notre-Dame-des-Champs
75006 Paris
librairie@lucernaire.fr
01 42 22 67 13

Achevé d'imprimer par Corlet - 14110 Condé-en-Normandie
N° d'Imprimeur : 1259279 - Février 2023 - Imprimé en France